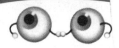

常见病彻底图解

# 颈肩腕痛

主　编　（日）黑田荣史（圣路加国际医院）

翻　译　李敬平（河南中医学院外语学院）

　　　　孙　倩（河南中医学院外语学院）

翻译主审　杨英豪（河南中医学院亚健康研究所）

　　　　潘万旗（河南中医学院亚健康研究所）

河南科学技术出版社
·郑州·

*TETTEI ZUKAI KUBI, KATA, UDE NO ITAMI* supervised by Eishi Kuroda
Copyright © Eishi Kuroda 2000
All rights reserved.
Original Japanese edition published by Houken Corp., Tokyo
This Simplified Chinese edition published by arrangement with Houken Corp.,
Tokyo in care of Tuttle-Mori Agency, Inc., Tokyo through Beijing GW Culture
Communications Co., Ltd., Beijing

著作权合同登记号：图字16-2011-140

图书在版编目（CIP）数据

　颈肩腕痛／（日）黑田荣史主编；李敬平，孙倩译.—郑州：河南科学
技术出版社，2014.5
　（常见病彻底图解）
　ISBN 978-7-5349-6917-1

　Ⅰ.①颈… Ⅱ.①黑… ②李… ③孙… Ⅲ.①颈肩痛-防治-图解②腕
关节-关节损伤-防治-图解 Ⅳ.①R681.5-64②R684.7-64

　中国版本图书馆CIP数据核字（2014）第093554号

出版发行：河南科学技术出版社
　　　　　地址：郑州市经五路66号　邮编：450002
　　　　　电话：(0371) 65737028
　　　　　网址：www.hnstp.cn
策划编辑：马艳茹
责任编辑：赵振华
责任校对：王晓红
封面设计：李　冉
版式设计：孙　嵩
责任印制：朱　飞
印　　刷：郑州文华印务有限公司
经　　销：全国新华书店
幅面尺寸：140 mm×202 mm　印张：6.5　字数：100千字
版　　次：2014年5月第1版　　　2014年5月第1次印刷
定　　价：26.00元

如发现印、装质量问题，影响阅读，请与出版社联系并调换。

# 为了祛除令人烦闷的疼痛

手捧这本书的朋友们，大部分恐怕都会有"肩酸""脖子痛""手指麻木"等这些令人感到烦闷的不适症状吧。肩酸或者五十肩，又或者一些未完全确诊的疾病等，被这些所困扰的人似乎很多。

但是，即便是在"肩酸严重，心情烦闷""肩膀疼痛，无法转动"这样症状明显的情况下，想要在医生的帮助下查明原因、从根本上解决这种病痛的人并不多。

的确，大家所熟知的推拿、按摩、针灸等，在一些情况下很有效，但是想必大家都亲身经历过，症状还会复发。遗憾的是，只是反复采用这样的应对方法，并不能够彻底消除这种病痛。为什么呢？因为这样的方法总归是症状严重时的应急处理，只能作为医院治疗的辅助疗法。

那么，要想从根本上改善，究竟要怎样做才好呢？

事实上，颈、肩、腕痛，基本上都是由身体老化、姿势不正确、运动不足等一些不良的生活习惯所造成

1

的。重新审视导致这种病痛的生活习惯、并逐步改变才是最好的治疗方法。但是，由于这种方法不像药物那样很快能够奏效，所以大家都不太重视。但是通过保持正确的姿势和进行积极的运动，消除导致不适感的因素，要比药物疗效更持久，而且效果更值得期待。

本书从引起酸痛的机制、导致这些不适感的生活习惯、疾病的特点到具体的改善办法等，均一一进行了详细讲解。这些办法都是非常简单易学的，即便是您已经习惯了这种不适感，到目前为止什么措施都没有采取，也请您立即实践一下。

对文中出现的一些病名及医学用语，在文中以"*"符号标出，并在正文最后一章专门进行了解释。

首先从颈、肩、腕的不适感中具有代表性的"肩酸"开始阅读吧。

圣路加国际医院外科医师长　黑田荣史

2000年11月

# 目录

**第1章　颈、肩、腕是人体的弱点◎1**

　**无奈的肩酸◎2**
　　青壮年是最易患肩酸的人群◎2
　　为什么大部分人都会出现肩酸◎4
　　肩酸是现代社会的副产品吗◎5
　　可以称为疾病的肩酸和未达到疾病程度的肩酸◎6

　**产生肩酸的人体构造◎8**
　　是人类的骨骼导致的肩酸吗◎8
　　应对大幅活动的颈、肩骨的组合◎10
　　肩酸的元凶是什么？控制颈、肩、腕活动的肌肉◎12
　　肌肉的不自然收缩引起肩酸◎14
　　肌肉力量弱小是日本人的弱点◎16

　**无法避免的老化现象和肩酸有关◎18**
　　任何人在20岁过后都会开始出现老化现象◎18
　　在考虑老化和肩酸时不能错过的椎间盘作用◎20
　　椎间盘的老化对颈、肩酸的影响◎22
　　更年期障碍也是女性肩酸的一个原因◎24

**第2章　肩酸的原因潜藏在生活中◎27**

　**肩酸和生活习惯有关系吗◎28**
　　您的生活方式健康吗◎28
　　不良姿势和肩酸——失去S形曲线的现代人和肩酸的关系◎32
　　轻松便利的生活会导致肩酸吗◎34

　**肌肉疲劳开始的肩酸循环◎36**

衰退的肌肉逐渐导致肩酸◎36

肩酸循环中最大的问题是血流不畅◎40

**精神压力引起肩酸◎42**

在充满压力的时代，什么是易患肩酸的性格◎42

精神压力导致的血流不畅是肩酸元凶◎44

急剧增加的技术应激引起的肩酸◎46

眼睛疲劳◎48

**未达到疾病程度的肩酸的特征和处理方法◎50**

未达到疾病程度的急性肩酸和慢性肩酸◎50

疼痛剧烈时的应急措施◎52

其中有不少例子并不是单纯的肩酸◎54

**第3章　疼痛是由"疾病"引起的吗◎57**

**引起颈肩腕痛的疾病和损伤有哪些◎58**

什么疾病能引起"非肌肉疲劳性肩酸"◎58

**关节疾病导致的五十肩◎62**

其特点是剧烈的疼痛给日常生活带来障碍◎62

五十肩的主要原因是肩关节的老化引起的炎症◎64

五十肩的发病和痊愈过程◎66

五十肩的治疗◎68

**压迫神经和血管引起的疼痛◎70**

溜肩的人易患"胸廓出口综合征"◎70

在使用电脑的中年女性中多发的"腕管综合征"◎72

肘部受伤引起的"肘管综合征"◎74

**颈椎病引起的颈、肩痛◎76**

老化引起的颈椎病◎76

颈椎摩擦产生疼痛的"变形性颈椎病"◎78

椎间盘髓核弹出的"颈部椎间盘突出"◎80

最近增多的疑难病症——"后纵韧带骨化症"◎82

颈椎压迫可痛及全身◎84

脊髓肿瘤引起的颈、肩痛◎86

疼痛部位不确定的肩酸有可能是癌症◎86

颈椎外伤——外伤性颈椎综合征◎88

不同损伤程度表现出的不同症状◎88

在发生颈椎外伤后需要绝对静养和适当的治疗◎90

颈椎外伤的可怕影响——交感神经型颈椎病◎92

体育运动障碍引起的胳膊疼痛◎94

过度使用综合征之一——网球肘◎94

医院就诊的流程◎96

确定疼痛原因需要医生的诊断◎96

在使用针灸、推拿前应考虑先去医院确诊◎98

颈、肩、腕症状的基本疗法◎100

改善症状的终极手段——手术◎104

第4章 预防肩酸的生活方式◎107

远离肩酸需要注意哪些◎108

首先必须考虑的事情有哪些◎108

改善肩酸的第一步从正确姿势开始◎110

姿势的要点——竖直站立◎110

要保持正确的坐姿◎112

日常使用的椅子合适吗◎114

确认驾驶时的坐姿◎116

通过选择适当的寝具来消除肩酸◎118

重点是枕头的高度和褥子的硬度◎118

再次确认容易忽视的日常用品◎122

框架眼镜、隐形眼镜、鞋子、手提行李也可导致……◎122

来检查一下生活习惯吧◎126

家庭环境的检查◎126

办公环境的检查◎128

对消除肩酸行之有效的饮食生活◎134

预防生活习惯病的饮食很有效◎134

切断肩酸循环的营养素◎136

保持肌肉和骨骼处于良好状态的营养素◎138

消除疲劳的关键◎140

要擅长与压力相处◎140

第5章　依靠自己改善症状◎143

现在就可以实施的温热、运动疗法是最好的改善措施◎144

有耐心地坚持实施一定可以减轻症状◎144

缓解肌肉紧张、促进血液循环的温热疗法◎146

温热疗法虽然简单但是效果强大◎146

具有消除疲劳和促进血液循环效果的按摩◎150

适度的刺激可以消除肌肉僵硬◎150

具有消除疲劳和镇痛效果的穴位◎158

疏通经络，提高按摩效果◎158

能够增强肌肉的体操◎162

注意每天都要坚持◎162

具有拉伸肌肉、提高放松效果的伸展运动◎170

消除肩酸的第一步——解除肌肉紧张◎170

提高全身功能的体育运动◎178

充分享受已经习惯的运动◎178

消除肩酸计划——从早晨起床到晚上休息◎182

设定一个符合自己的运动清单◎182

如何从"令人烦闷的疼痛"中解脱出来◎191

难解病名及医学用语解说◎192

# 第 1 章

# 颈、肩、腕是人体的弱点

## 无奈的肩酸

### ◆ 青壮年是最易患肩酸的人群

"酸""痛""麻"……尽管这些症状都可以简单地说成"烦闷"的感觉，但是具体的描述却因人而异。此外，由于症状不是很明显，很多人都未寻医问诊。这些症状，特别是出现在颈、肩、腕部，给人的感觉都是"肩酸"。

对于日本人来说，肩酸究竟离我们的生活有多远呢？右图所展示的调查结果很好地告诉了我们答案。

右图是日本厚生省根据不同年龄层针对"现在能够感受到的症状"而调查的结果。根据这个结果显示，无论男女都是从15～24岁这一年龄层开始感受到肩酸。而且，进入30岁年龄层后急剧增加，然后缓慢增加，但是，以65～74岁这一年龄层为界，反映症状的人一下子减少了。

正如调查结果显示的那样，似乎肩酸的高峰恰巧是30岁前后到退休这一人生当中最操劳的时期。实际上，这一点也刚好为我们提供了线索，有助于解开困扰人们的"肩酸"问题。

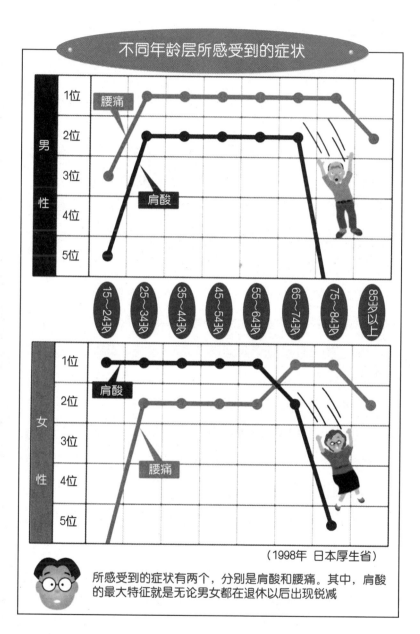

（1998年 日本厚生省）

所感受到的症状有两个，分别是肩酸和腰痛。其中，肩酸的最大特征就是无论男女都在退休以后出现锐减

## ◈ 为什么大部分人都会出现肩酸

肩酸究竟是怎么回事?

尽管是发生在自己身上的症状,但是被正式问到的话,也很难回答。

我们把颈、肩、腕周围的不适症状统一概括为"肩酸"。但是这个症状可以进一步细分为"肩酸、痛""头颈肌肉酸、痛""后颈肌肉痛、胳膊沉重、麻木""手指麻木""整个脊背的酸痛、疲劳感"等,实际上涉及范围很广泛。

那么这些不适感是由什么原因引起的呢?比方说,如果我们尝试着观察主诉症状为慢性颈、肩、腕综合征的患者,可以发现有几项共同的发病原因。采取固定的姿势持续工作、姿势不正确、缺乏运动、生活习惯不良等。这些不良习惯基本上都可以在肩酸患者身上看到。

前面我们提到,肩酸的高发期刚好和一生当中最"操劳的时期"重合。这个年龄段的人基本上都是一天当中持续坐在办公桌前或者生活习惯不良。此外,再加上缺少运动的话,那么就会在不知不觉当中达到了肩酸的必要条件。

那么,这个症状究竟和这些不正确的姿势、不良生活习惯、缺少运动等有着什么样的关系呢?

### ◆ 肩酸是现代社会的副产品吗

在交通和信息系统高度发达的现代，不良生活习惯、缺少运动以及随之而来的不正确姿势等，这些也许是无法避免的。

这种习惯对身体造成的伤害，就是不做全身运动而"持续使用相同的肌肉"。当然，同一肌肉的反复运动，就相当于同样的负担持续加在同一肌肉上。比如说，出租车司机常用腰、使用电脑的公职人员用胳膊等。

事实上，这就是导致肩酸的最大原因。也就是说肩酸的最大原因就是"不做全身运动而导致的肌肉疲劳"，请先记住这一点。

人类经历了漫长的过程才进化成今天的模样，可以说，其最终进化的结果——我们的身体，是由许多肌肉、神经、骨头等复杂地组合而成的，是一部超级精密的"机器"。

但是生活在现代社会的人们似乎完全无视这漫长的历史，不正确的姿势、不良生活习惯、缺少运动等这些肩酸患者的共性问题都是由于过度使用某一特定的肌肉而使之疲劳造成的。

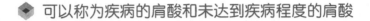

◆ 可以称为疾病的肩酸和未达到疾病程度的肩酸

我们前面讲到肩酸最大的原因就是"肌肉疲劳"，那么除此之外还有没有其他原因呢？

肩酸大致分为两类，分别是"疾病的肩酸"和"未达到疾病程度的肩酸"。这两大类的分类依据就是：是否有导致疼痛的疾病，骨骼和肌肉是否出现异常。

前面提到的"疾病的肩酸"就是指：肩酸的同时有其他疾病存在，肩酸是作为症状之一而表现出来的。这种情况下能够导致肩酸的疾病有脊椎和肩胛骨的疾病，呼吸系统、循环系统、消化系统疾病，眼科疾病，耳鼻疾病以及抑郁症等精神疾病等。有时，一些不能忽视的严重疾病也能够导致肩酸，因此病因的早期发现和早期治疗至关重要。

但是在我们身上出现较多的是后者——"未达到疾病程度的肩酸"。这就是我们刚才解释过的，因为某一特定肌肉过度疲劳引起的肩酸。除此之外，相同的原因还会导致颈、肩、腕的酸痛、沉重感、麻木和四肢发凉等。

我们把这些症状统一起来称为"颈、肩、腕综合征"。尽管没有疾病导致这种症状，但是由于患者较多，那么其中必定有原因。我们下面就一步一步、仔细地来看一下导致这种肩酸的机制。

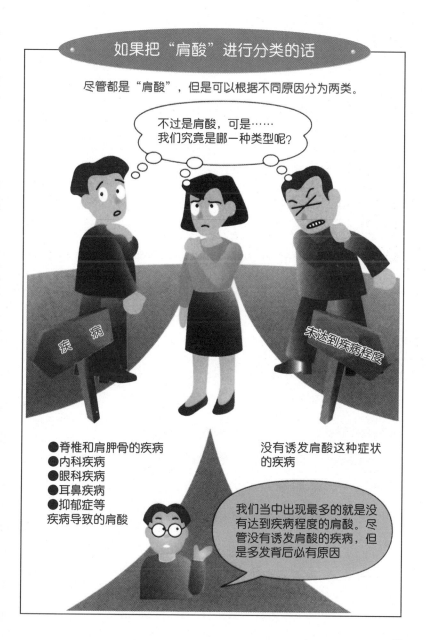

# 产生肩酸的人体构造

## ◆ 是人类的骨骼导致的肩酸吗

尽管没有什么疾病，但是却出现了不适症状。为了了解其中的原因，有必要了解我们的身体构造。首先来看一下我们身体的支柱——骨骼吧。

可能大家都很清楚，我们的身体是由脊椎骨来支撑的。人类的脊椎由24块椎骨、1块骶骨和1块尾骨连接而成。24块椎骨从上到下连接分为颈椎、胸椎和腰椎3个部分。

这些骨头并不是直直地连接在一起的，而是前后呈曲线状，从侧面来看刚好是S形。这个脊椎骨所描绘的曲线称为"生理曲线"。多亏了这个S形曲线，人类才可以完美地保持平衡、依靠两条腿来站立。

而且，脊椎骨不仅能够保持平衡，而且可以完成上身前屈、后仰和侧转等多种多样的活动。事实上，这一保持身体平衡的情况下能够完成各种活动的功能，和肩酸的发生有着非常密切的关系。

由于颈部的7块颈椎骨和肩关节与肩酸有着密切关系，所以我们下面将仔细探讨这些内容。

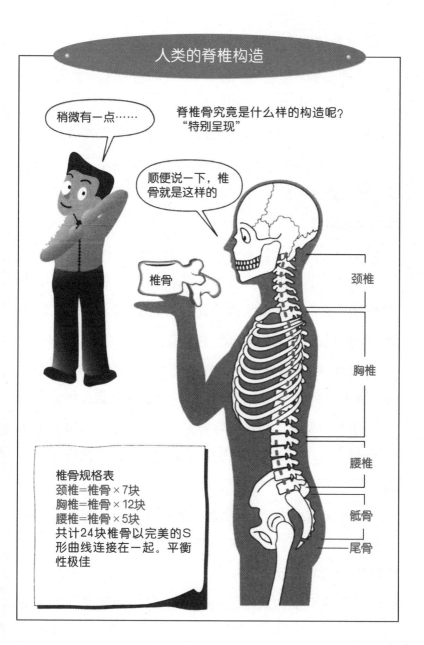

◆ 应对大幅活动的颈、肩骨的组合

颈椎与胸椎和腰椎相比，最大的特点就是活动范围（可动区域）比较大。从活动角度来看，大约向前60度、向后50度、左右50度、抬头时左右可以达到70度，活动范围很广。这是因为人类从外部收集信息的视觉、听觉、嗅觉这些感觉器官都集中在头部，所以必须有大幅的活动范围来收集信息。

此外，颈椎还有支撑沉重的头部这一功能。成人头部有3～4千克，因为要支撑着头部前后左右运动，所以颈椎的持续负担是出乎人们想象的。其结果就是支撑头部的特定肌肉积劳成疾，产生肩酸。

下面我们来看一下肩部骨骼吧。肩和颈一样，都不是由一块骨头构成的。右图所示是一个肩部骨集合体，由左右各7个关节相连，而且必须来完成人类关节中最富有变化的各种运动——因为肩关节单独活动时还会带动胳膊的活动。

此外，肩关节不仅活动范围大，而且在支撑重物方面和颈部一样。我们一般很难意识到，其实在肩部挂着的双臂是非常沉重的。

双臂的重量和大幅活动，对于肩关节来说是很大的负担。说起"肩的故障",可能会认为这是过度使用肩部的体育选手的专利,其实不然,比如就发生在我们身上的"50岁肩膀酸痛"也是由于双臂的重量和大幅活动给肩部带来的持续负担导致的肩关节故障。

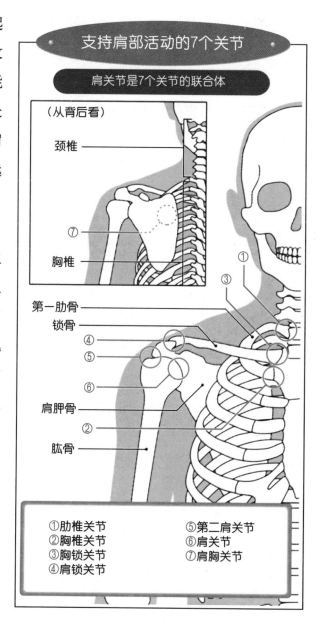

支持肩部活动的7个关节

肩关节是7个关节的联合体

（从背后看）

颈椎

⑦

胸椎

第一肋骨

锁骨

④

⑤

⑥

肩胛骨

②

肱骨

①

③

①肋椎关节　　　　⑤第二肩关节
②胸椎关节　　　　⑥肩关节
③胸锁关节　　　　⑦肩胸关节
④肩锁关节

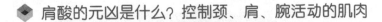

◆ 肩酸的元凶是什么？控制颈、肩、腕活动的肌肉

　　前面我们了解到：由于颈、肩周围的骨骼经常承受很大的负担，容易引起肌肉疲劳。那么我们下面就要看一下导致肩酸的直接原因——肌肉。

　　颈部肌肉一边和骨骼一起支撑着沉重的头部，一边控制着头部的运动。其中最重要的就是位于颈部后侧称为"竖脊肌"的肌肉，这是能够维持我们头部持续抬起所必需的肌肉。

　　这块肌肉为了能够保持头部不向前方下垂，在颈部后侧牵引着沉重的头部。假如没有这块肌肉，即便是想站立起来，头部也会向前方下垂，就连坐下来的伏案工作也是无论如何都无法做到的。保持头部朝向必要的方向，这似乎是理所当然的事情，但是这项工作是竖脊肌沉重的负担。

　　此外，肩周围的肌肉起着维持姿势和肩膀活动的巨大作用。比如，即便是拿起物品，肩周围的肌肉也必须控制沉重的肩膀。

　　为了完成这样的运动，需要强大的肌肉力量。担当这一重任的有：位于锁骨上方外侧部分的"僧帽肌"、覆盖肩部和上臂外侧部分的"三角肌"、在背部连接颈部和肩部的"肩胛提肌"以及"冈上肌""冈下肌"等（参照15页）。

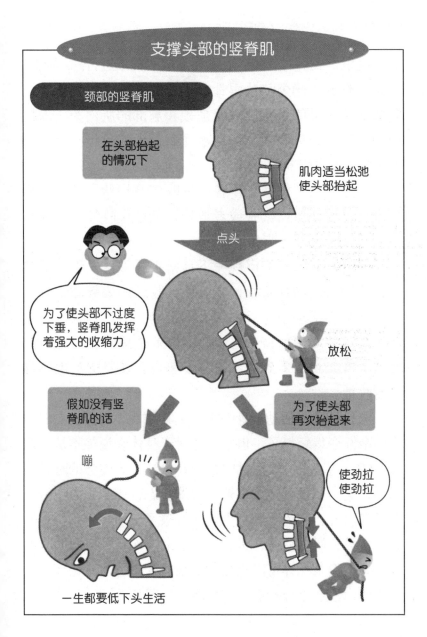

### ◆ 肌肉的不自然收缩引起肩酸

这里，我们对骨骼、肌肉与肩酸的关系进行总结吧。

人类的正确姿势是由骨骼形成的，而保持姿势和控制各部位运动的是肌肉。但是颈和肩部的肌肉为了保持理所当然的姿势和简单运动承受着巨大的负担，这是一个非常容易积劳的结构。

此外，为了保证身体各部位的弯曲和伸展等运动顺利进行，要使肌肉紧张或者放松，就是说收缩和松弛相互交替，而且要有节奏地进行。

但是，如果我们审视一下日常生活就会发现，给某一特定的肌肉增加负担，强制使其收缩的姿势非常多。这可能是不活动全身肌肉的伏案工作、汽车驾驶、站立工作等这些必须保持一定姿势的职业造成的。另外，在许多人身上可以看到的不正确姿势也会使肌肉产生不自然的收缩。

现代社会，活动全身的机会不断减少，表面上看似乎我们渐渐变得轻松了，但是，这对于身体来说绝不是什么好事情。随着全身性活动的减少和保持一定姿势的时间的增加，某一肌肉就会一直处于收缩状态，逐渐积累疲劳。似乎可以说，因为"静态生活"打破了肌肉收缩和松弛的平衡，导致肌肉疲劳，进而产生肩酸。而且，肌肉的收缩和松弛，像泵一样可以收缩和松弛血管促进血液循环，具有为肌肉输送充分的氧气的功能（参照40页）。

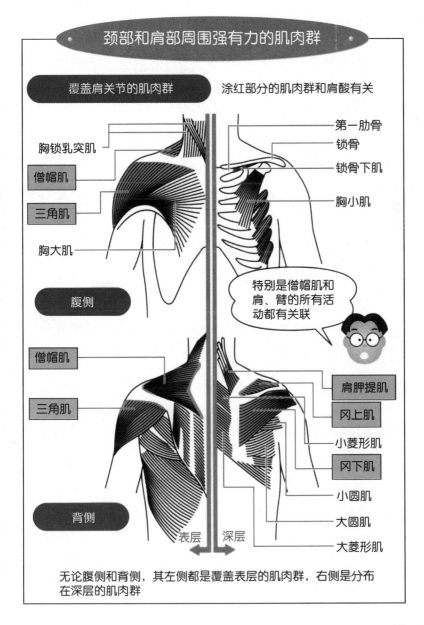

颈部和肩部周围强有力的肌肉群

覆盖肩关节的肌肉群

涂红部分的肌肉群和肩酸有关

第一肋骨
锁骨
锁骨下肌
胸小肌

胸锁乳突肌
僧帽肌
三角肌
胸大肌

腹侧

特别是僧帽肌和肩、臂的所有活动都有关联

僧帽肌
三角肌

肩胛提肌
冈上肌
小菱形肌
冈下肌
小圆肌
大圆肌
大菱形肌

背侧

表层 深层

无论腹侧和背侧，其左侧都是覆盖表层的肌肉群，右侧是分布在深层的肌肉群

### ◆ 肌肉力量弱小是日本人的弱点

前面我们一起看了骨骼和肌肉这些支撑身体的构造，似乎人类的身体本来就容易引起肩酸，请大家理解这一点。

不过，令人不可思议的是，尽管肩酸的症状在日本人当中很多见，但是在欧美人当中却没有明显的症状。从骨骼的构造和身体的各部位的功能来看，不管是日本人也好，欧美人也好，都是一样的。那么，究竟为什么只有日本人肩酸症状比较多呢？

最容易想到的就是肌肉的问题。从体格上来看，如果有适当量的肌肉的话，无论是保持正确的姿势还是完成各种运动时所承受的各种负担都能够很顺利地吸收或者缓和。但是，如果肌肉量比较少的话，就会使较少的肌肉过度地紧张，似乎就连保持正确的姿势都会超过肌肉的负荷。如果这样的状态不断持续的话，理所当然地会使肌肉逐渐积劳，不久便会发展为颈、肩酸，出现各种不适症状。

也就是说，越是肌肉量比较少或者肌肉力量比较弱的人越容易患颈、肩酸。因此，原本肌肉量比较少的日本人和欧美人相比，好像更容易患肩酸。此外，即便都是日本人，女人比男人、瘦小体格的人比健壮体格的人更容易出现这样的症状。

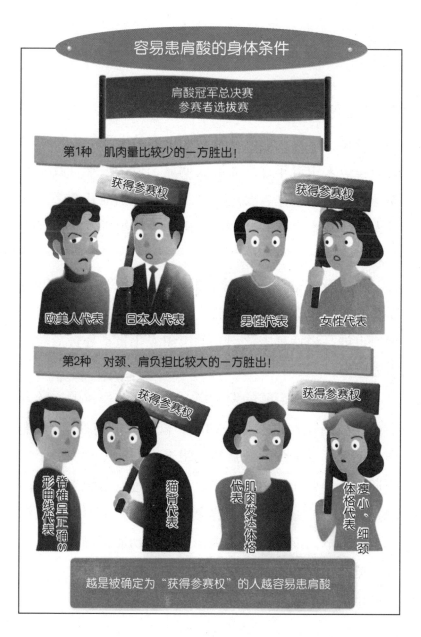

容易患肩酸的身体条件

肩酸冠军总决赛
参赛者选拔赛

第1种　肌肉量比较少的一方胜出！

获得参赛权　　获得参赛权

欧美人代表　日本人代表　　男性代表　女性代表

第2种　对颈、肩负担比较大的一方胜出！

获得参赛权　　　获得参赛权

脊椎呈正确S形曲线代表　猫背代表　肌肉发达体格代表　瘦小、细颈体格代表

越是被确定为"获得参赛权"的人越容易患肩酸

## 无法避免的老化现象和肩酸有关

### ◆ 任何人在20岁过后都会开始出现老化现象

皱褶、白发、脱发等从表面上容易发现的老化现象的确在迈入中老年之后才比较明显，但是很难自我发现的身体内部的老化，要远在这之前就悄悄地开始了。以成人身体基本定型的20岁为界限，身体组织的老化就会开始。

随着身体老化，椎骨和肌肉力量逐渐衰弱，维持姿势的能力也会下降，因此，颈和肩的负担也会渐渐变大。也就是说这种老化引起的组织变化也是导致肩酸的主要原因。

那么，是否肩酸的发生率在老化现象严重的高龄者当中比较高呢？事实并非如此。就如我们前面第2页提到的那样，主诉颈酸、肩酸的患者中，30~40岁处于操劳期的壮年要比高龄者更多。当然这也有组织老化的问题，其更大的原因是受到这个特殊时期生活习惯和生活环境的影响。而伴随身体老化的身体功能下降则可以通过适度的运动和正确的姿势来控制。原本我们日常生活中使用肌肉的机会就在逐渐减少，但是实际上这个时期却格外繁忙，几乎没有考虑减少肌肉负担的时间。

与之相对，到了高龄期，组织进一步老化，肌肉和关节组织变硬，活动就会受到限制。这样一来，颈椎就会趋于稳定，给骨骼和肌肉带来沉重负担的运动也会自然地减少。此外，从工作岗位退休后，也从积累肌肉疲劳和精神压力的生活中解放出来，这也是减少肩酸发生的一个重要原因。

无论如何，似乎都不能中止或者避免老化现象，但是我们要重新审视加速这种老化的生活习惯，这对预防肩酸来说是必要的对策。

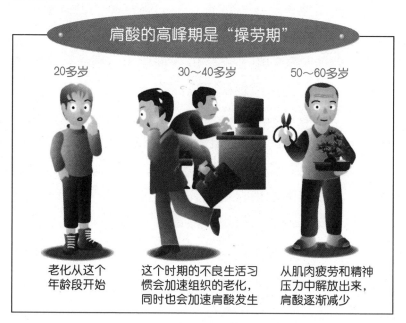

肩酸的高峰期是"操劳期"

20多岁

30～40多岁

50～60多岁

老化从这个年龄段开始

这个时期的不良生活习惯会加速组织的老化，同时也会加速肩酸发生

从肌肉疲劳和精神压力中解放出来，肩酸逐渐减少

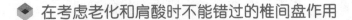

### 在考虑老化和肩酸时不能错过的椎间盘作用

我们在前面提到，身体组织的老化和颈、肩酸有着密切的关系。但是在老化和肩酸的关系方面，与骨骼、肌肉相比起着更关键作用的是一个称为"椎间盘"的组织。所以，在此我们首先来看一下椎间盘是一个什么样的组织、起着什么样的作用。

支撑着我们身体的脊椎是由24块椎骨连接而成的，这一点我们前面已经说明过了（参照8页）。不过，虽然说是连接在一起，但不是像积木一样简单地上下堆积在一起，而是在椎骨中间夹着一个称为椎间盘的具有弹力的组织。当然，支撑着沉重头部的颈椎部分也夹着这样的组织。

这个椎间盘的中心部是由一种称为"髓核"的胶状物质构成的，其周围包围着数圈称为纤维环的组织。而且椎间盘能够根据椎骨的活动，自由自在地变成扁平状或者膨胀为自然状态，以此来缓冲外力对椎骨的冲击。

这样，之所以能够通过形状的改变来吸收、缓冲各种动作带来的冲击，是因为椎间盘含有丰富的水分，属于非常富有弹力的组织。假如没有这一种弹性材质的话，每当活动身体时，椎骨就会因直接接触、相互摩擦而损耗，激烈的冲击就会直接传导给脑部，的确是一件"头疼"的事情。

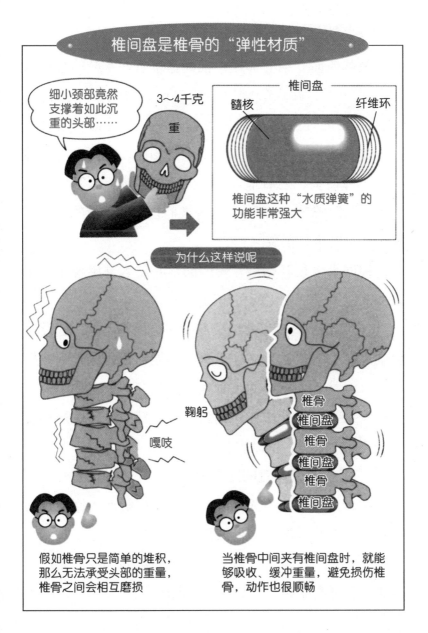

## 椎间盘是椎骨的"弹性材质"

细小颈部竟然支撑着如此沉重的头部……

3～4千克

重

椎间盘

髓核　　　　　纤维环

椎间盘这种"水质弹簧"的功能非常强大

为什么这样说呢

鞠躬

嘎吱

椎骨
椎间盘
椎骨
椎间盘
椎骨
椎间盘

假如椎骨只是简单的堆积，那么无法承受头部的重量，椎骨之间会相互磨损

当椎骨中间夹有椎间盘时，就能够吸收、缓冲重量，避免损伤椎骨，动作也很顺畅

21

◆ 椎间盘的老化对颈、肩酸的影响

就如前面介绍的那样，椎间盘是富含水分的组织。顺便说一下，在人们刚出生的时候，椎间盘大约含有90%的水分。但是，这个含水量最早在15岁以后就开始减少，在迈入20岁以后和刚出生时相比，椎间盘的弹性都会下降很多。之后水分含量会逐渐减少，到70岁左右只有出生时的60%～65%。这种椎间盘水分含量的减少是比较明显的老化现象之一。

椎间盘老化开始后，肩酸的症状就容易出现了，这是由于以下三种变化所引起的。

（1）椎间盘随着水分的减少就会渐渐萎缩，因此也就会逐渐失去弹性。这样，也就不能够很好地起到减振作用，当椎骨上承受冲击时也不能充分地吸收和缓冲。这样一来就会把冲击传达到颈部和肩部的肌肉，这种刺激会使肌肉紧张，所以容易肩酸。

（2）随着椎间盘的逐渐萎缩，上下连接的椎骨之间的空隙就会缩小，不久椎骨就会直接接触产生摩擦。而椎骨之间的相互摩擦会使表面出现磨损而变形，当这种情况严重时，变形部分就会刺激到周围的神经从而产生疼痛，有时会发展为"变形性脊椎病"。

（3）当水分减少时，椎间盘本身也会变得干巴巴的，容易变脆。原本可以利用弹性自在地在扁平状和原状之间变换的椎间盘，在变脆之后承受力量时，纤维环容易开裂，而其中的髓核会从裂口处被压出。

这样，被压出的髓核刺激附近的神经，导致疼痛。这就是所谓的"椎间盘突出"状态。遗憾的是这个椎间盘当中并没有血管通过，即便是组织产生破损也不能够再生了。

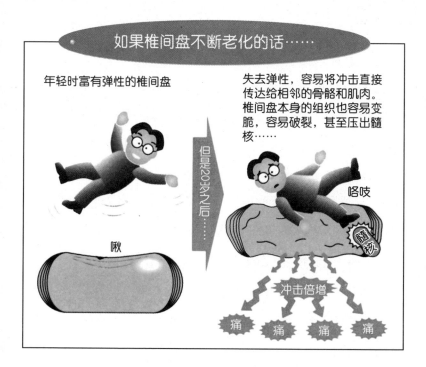

## ◈ 更年期障碍也是女性肩酸的一个原因

在考虑老化现象和肩酸的关系时，还有一个很大的问题。尽管男女都会出现老化现象，但是女性当中还有一个称为"更年期"的特殊时期，一般在45～55岁，身体会发生很大的变化。

所谓更年期，如果用一句话来概括的话就是激素平衡出现变化的时期。这个时期女性出现闭经，能够抑制骨中钙质流失*的称为雌激素*的女性激素的分泌明显减少。因为这个变化，骨中的钙质渐渐流失，骨质变脆，容易发生骨折。

这种变化首先容易导致疼痛。原本认为是慢性的肩酸，实际上，也有由于肋骨骨折导致的肩酸的例子。

此外，由于这个时期自主神经*的作用变得不稳定，因此体温调节和血液循环的功能容易产生紊乱，手足冰凉、头晕、眼花、心悸、头痛等各种不调现象就会出现。肩酸也是这种更年期特有的症状之一，这在很大程度上是由于受到血液循环紊乱的影响。血液循环不畅的话，肌肉就容易积劳，从而容易引起肩酸。另外，更年期常见的精神低落和精神压力也是导致肩酸的一个重要原因。

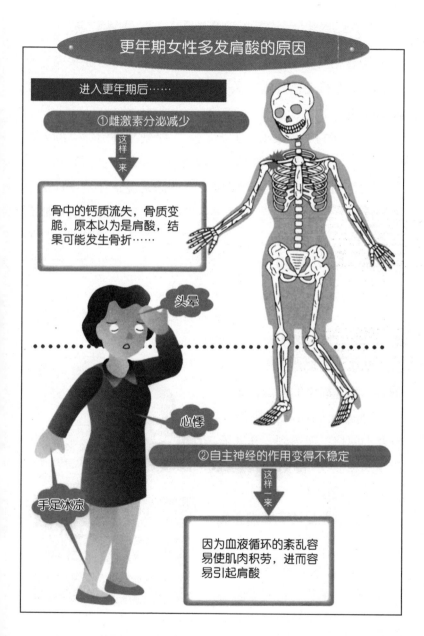

更年期女性多发肩酸的原因

进入更年期后……

①雌激素分泌减少

这样一来

骨中的钙质流失，骨质变脆。原本以为是肩酸，结果可能发生骨折……

头晕

心悸

手足冰凉

②自主神经的作用变得不稳定

这样一来

因为血液循环的紊乱容易使肌肉积劳，进而容易引起肩酸

25

## 专栏1　有没有在治疗肩酸呢

能够感受到肩酸的人有很多，但是为了改善症状究竟有多少人正在接受治疗呢？关于这一点，日本厚生省于1998年做了调查。

从调查的结果来看，回答"正在接受某种治疗"的人占62.3%。与之相对，回答"什么都没有做"的人占到32.6%。

那么回答正在接受治疗的人，具体来说正在接受什么样的治疗呢？其中回答最多的就是"正在使用市面上的口服药或者膏药"，占28.1%；紧随其后的是"正在接受按摩、针灸等民间疗法"，占20.8%；回答"正在接受大学医院、综合医院、诊所等医疗机构治疗"的占20.7%。

从这一调查结果来看，尽管饱受慢性肩酸折磨的人有很多，但是，真正着手改善症状的人并不多，即便是治疗也不过是采取吃药等简单的应急措施。

通过我们向在医院治疗的患者询问情况了解到：和其他各种疾病和症状相比，其特点就是去采用民间疗法的诊所的患者比较多。在有明显的肩酸或者肩痛的症状时，首先应该去哪里接受治疗呢？关于这一问题我们将在第98页进行解答，请您参阅。

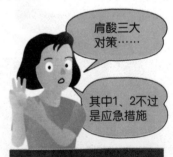

肩酸三大对策……

其中1、2不过是应急措施

1 服用市面上销售的药物

2 按摩、针灸

3 到医疗机构就诊

第 **2** 章

# 肩酸的原因潜藏在生活中

## 肩酸和生活习惯有关系吗

### ◆ 您的生活方式健康吗

就如我们在第1章提到的那样，人类的身体构造原本就容易引起肩酸，而且我们又无法避免肩酸的直接诱因——老化现象。这对于我们任何人来说都是一样的，如果说还有"和肩酸绝缘的人"的话，从是否肩酸这一点来看，和每个人的生活习惯、生活环境有着很重要的关系。

这里，我们举出三大潜藏在生活当中的"肩酸诱因"：

（1）产生不良姿势的生活环境。

（2）导致肌肉力量衰退的运动不足。

（3）容易积累精神压力的生活环境。

恐怕本书的读者中绝大部分都符合这3种情况吧。这些肩酸的三大诱因渗透在生活中，如果不积极地进行改善，会持续困扰大家的。

在本章我们将导致未达到疾病程度的肩酸的诱因逐个展开，在进入正题之前，请按照以下的测试来对自己的生活进行一下诊断吧。

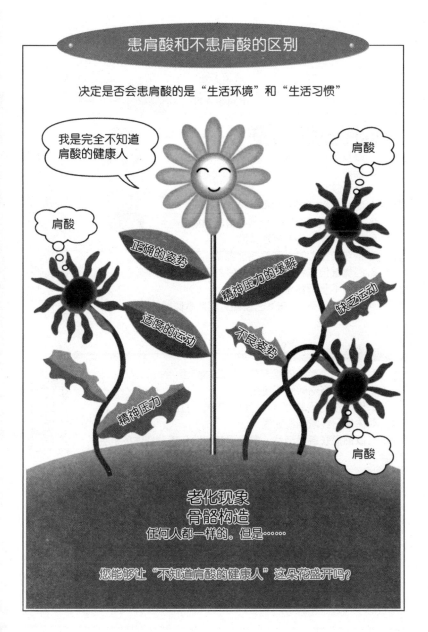

## 易患肩酸的都是这样的人

肩酸的 ——— 易患人群
不易患人群 ——— 诊断测试

### TEST1　姿势和体型

1. 直立时双肩高度不同
2. 猫背
3. 牙齿咬合不良
4. 身材瘦小，或者溜肩
5. 从事需要持续保持相同姿势的职业
6. 经常用某一侧的手提东西
7. 坐在椅子上时，屁股往前挪动，双腿交叉
8. 感觉眼镜或者隐形眼镜的度数不符
9. 意识不到脊背是否伸直
10. 使用电脑时，有下巴往前突起或者倾斜的习惯

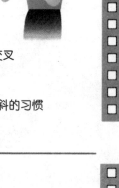

### TEST2　运动习惯

1. 很短的距离也依赖汽车或者公共交通
2. 运动时吝惜时间和金钱
3. 现在做的运动也不过是打高尔夫、打网球、滑雪
4. 休息日经常闷在家里
5. 以前擅长各类运动，但是现在都没有活动身体的机会

### TEST3　精神压力

1. 一段时间里心情不好
2. 早上醒来，经常会有不想去上班的情况
3. 无论做什么都感觉是讨厌的差事
4. 目前存在无法解决问题的烦恼和担心
5. 和与人交往相比，感觉还是埋头电脑工作比较轻松

☑ 你有几个YES呢？

| | | |
|---|---|---|
| **TEST1的评判标准** | 9～10个YES | 因为姿势完全不正确，所以无法避免慢性肩酸，积极地开始纠正吧 |
| | 6～8个YES | 和9～10个YES一样，姿势不正确是肩酸的最大原因，有必要努力改善 |
| | 3～5个YES | 可能自己意识不到，但是需要重新审视自己的姿势 |
| | 0～2个YES | 基本上没有必要担心姿势不正确导致的肩酸，可能是其他原因造成的肩酸 |

| | | |
|---|---|---|
| **TEST2的评判标准** | 5个YES | 最终一定逃脱不了肩酸的困扰，别把运动想得太难，轻松地实践吧 |
| | 2～4个YES | 只要把缺少运动归为太忙，肩酸就不会消失，而且还有患上生活习惯病的可能 |
| | 0～1个YES | 保持现在的习惯，根据自己的身体年龄适度地坚持运动，切不可过度 |

| | | |
|---|---|---|
| **TEST3的评判标准** | 5个YES | 属于精神压力的原因导致的肩酸 |
| | 2～4个YES | 即便是无法完全解除压力，也有必要下功夫去放松 |
| | 0～1个YES | 在应对压力方面没有问题，肩酸的原因在其他方面 |

◆ 不良姿势和肩酸——失去S形曲线的现代人和肩酸的关系

从身体上来看，负担最小、平衡完美的姿势就是脊椎呈平滑的S形曲线的状态（参照8页）。

但是，一般情况下我们很少保持正确的姿势，S形曲线变形、歪曲的姿势非常多。

那么为什么歪曲的姿势会比较多呢？在我们生活当中，长时间保持不正确姿势的情景有很多。其结果是，在完全忽视自然生活的现代生活中，姿势的恶化对于我们来说也许是无法逃脱的宿命。

而当姿势变形或者出现歪曲时，颈肩周围的肌肉为了纠正这种歪曲就会过度紧张，原本肌肉力量就比较弱小，再加上超负荷的劳动，肌肉就会逐渐积劳。

比方说，不良姿势的代表中有猫背，这样的人为了能够完全抬起头部，脖子部分的竖脊肌就要过度地收缩，以此来保持头部的位置。另外，即便不是猫背，在伏案工作时，假如坐的位置比较靠前，脖子以上的部位就需要极力地向前探，这种姿势和猫背产生的结果一样。

像这样的不良姿势，由于歪曲会增加肌肉疲劳，和肩酸有着直接关系。

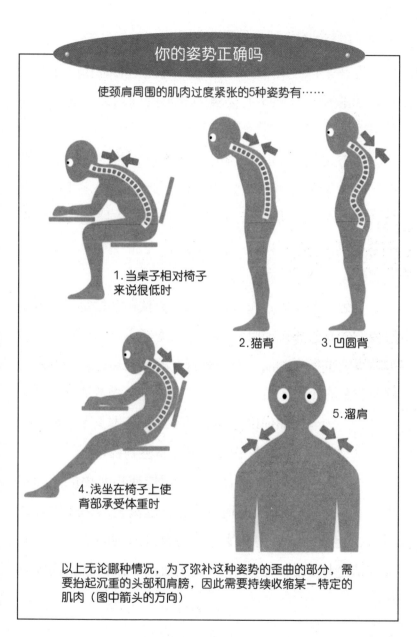

你的姿势正确吗

使颈肩周围的肌肉过度紧张的5种姿势有……

1.当桌子相对椅子
来说很低时

2.猫背

3.凹圆背

4.浅坐在椅子上使
背部承受体重时

5.溜肩

以上无论哪种情况，为了弥补这种姿势的歪曲的部分，需
要抬起沉重的头部和肩膀，因此需要持续收缩某一特定的
肌肉（图中箭头的方向）

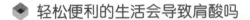 轻松便利的生活会导致肩酸吗

现在是以"轻松""快速"为优先的时代。作为这种时代的弊端，除了有姿势的变形的问题外，还有肌肉衰退。

比方说，我们以典型的办公室员工的生活为例，从家到工作地的往返中，走路的情况急剧减少，开车和乘公共交通基本上是理所当然的。到了工作地之后直接走向办工桌，直到完成一天的工作，大部分的时间都是以坐着的姿势来度过的。

另外，在家里，做家务时只需要按一个按钮家电就会帮我们做事。买东西时，只要去大型超市就可以在一个地方购得全部所需物品，24小时营业的便利店也到处都是。好不容易有个空闲时间，也只是吃着零食懒散地度过了。结果，一天当中即便说是运动也不过是基本上不消耗能量的简单日常动作……这样说大家并不感到稀奇吧。

这样，在方便的生活当中，适度使用肌肉的场面很少了。但是为了保持正确的姿势、远离肩酸需要锻炼肌肉，因此就必须活动身体。作为对付肩酸的第一步，必须要清楚地认识到：如果不使用肌肉，肌肉就会逐渐衰弱。

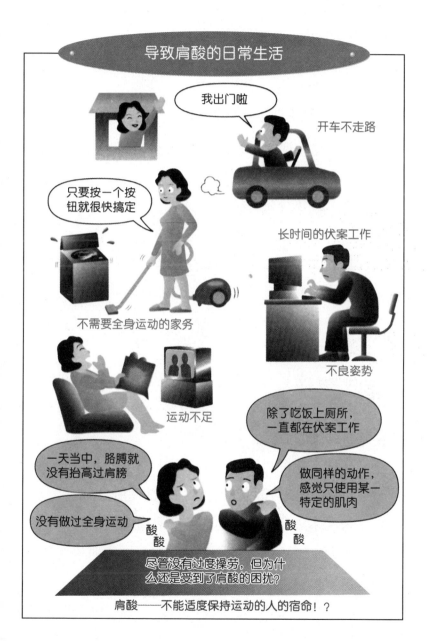

# 肌肉疲劳开始的肩酸循环

## ◆ 衰退的肌肉逐渐导致肩酸

衰退的肌肉或者不运动的肌肉容易积劳，这种疲劳会成为引子诱发肩酸症状。

但是，如果仔细观察肩酸的发作情况就会发现这里有一个"肩酸循环"。我们按照不同阶段来看一下吧。

1.肌肉紧张。肩酸循环的开端就是肌肉的紧张状态。这是由长时间的伏案工作和不良姿势引起，为了保持一定的姿势，必须持续收缩某一特定的肌肉。因此，肌肉就必然出现疲劳。

2.肌肉疲劳引起的血管压迫。肌肉持续紧张的话，构成肌肉的"肌纤维*"就会被拉紧、膨胀，就会开始压迫穿过肌纤维的血管。

3.代谢废物的生成。当血管被持续压迫时，血流就会受到阻碍，因此不能充分供给肉体活动所必需的氧气。这样一来，本来应该转变为能量的肌肉中的葡萄糖*就不会完全燃烧，产生乳酸*等代谢废物。对于肌肉来说，因为原来所必需的能量转变成了不起任何作用的代谢废物，所以就会能量不足。因为能量不足而衰退的肌肉就会进一步压迫血管。

4.代谢废物的堆积。血管有从心脏出来的动脉和回到心脏的静脉，容易受到压迫和伤害的就是本身不会脉动的静脉。静脉血流逐渐被阻碍，发展为瘀血的话，原来身体不需要的废物就不能流走，逐渐堆积在血管中。

5.代谢废物对神经的刺激。在血流不畅时所生成的乳酸等代谢废物增加的话，就会刺激处于紧张状态的肌肉和周围神经。

6.刺激信号向大脑的传达。末梢神经所受的刺激将通过穿过颈椎的脊髓传向大脑。这种刺激信号传到大脑后才会被当作疼痛而感知，才会出现具体的反应。也就说出现疼痛。

7.疼痛信号引起的肌肉收缩。当刺激信号传到大脑被当作疼痛感知时，神经就出现兴奋，将反射性地收缩肌肉和血管。因此，肌肉会进一步紧张，再次回到肩酸的循环1，陷入慢性肩酸的循环。

像这样，如果对肩酸的循环置之不理，那么就会产生漫长的恶性循环。为了消除和预防肩酸，关键就是要从某一处切断这个循环。

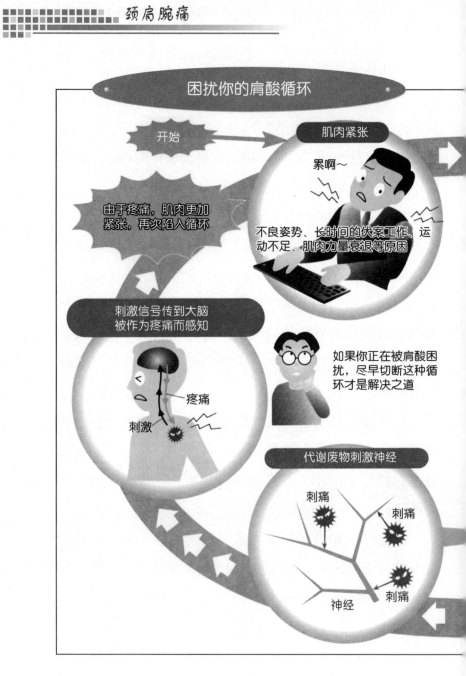

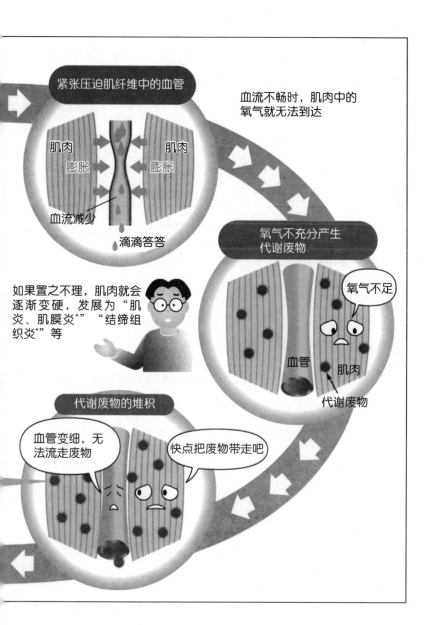

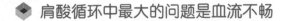 肩酸循环中最大的问题是血流不畅

就如前面肩酸循环所描述的那样，血流不畅会促使肌肉紧张，是导致颈、肩酸的元凶。为了切断这个循环，改善症状，必须想办法消除肌肉疲劳，提高肌肉力量，使血液循环顺畅。

因此，我们首先来看一下血流和肌肉究竟有什么样的关系吧。

和肩酸有着密切关系的是前面我们讲到过的静脉血流不畅。静脉和动脉不同，形成血管的"平滑肌*"这一肌肉组织比较薄，是一种很柔软的管壁。此外，静脉本身不会脉动，因此需要血管周围的肌肉收缩和松弛带来的泵血功能。

如果肌肉的收缩和松弛交替进行，静脉就能够很好地利用这种泵血功能。但是，肌肉疲劳导致肌肉持续紧张和收缩的话，柔软的血管立刻就会受到压迫引起血流不畅，这样，必要的能量供给也被切断了。

因此，为了促进血液循环切断肩酸循环，最重要的是要避免肌肉的长时间紧张和收缩。具体来说，通过早期消除疲劳、防止受冻或者做一些伸展运动、按摩等来消除肌肉紧张，都很有效果。

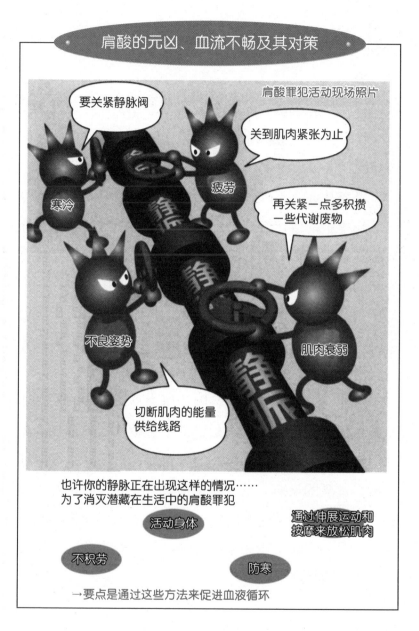

**精神压力引起肩酸**

◆ 在充满压力的时代，什么是易患肩酸的性格

除了肌肉疲劳和血流不畅等身体的原因外，最近作为肩酸诱因被大家重视的还有精神压力*。

当今社会，不管什么样的人在工作单位或者家庭等生活环境中都会伴有精神压力。不过，一般提起压力都会感觉将带来不好的影响，其实，原本压力就是针对外界的刺激身体做出的反应的总称，所以说压力本身并不是坏蛋。即便是面对同样的压力，身体所做出的反应也是因人而异的。因此，就会有容易受到压力的影响或者不容易受到压力的影响这样的差别。

从这一点来考虑的话，因为压力易患肩酸的性格就在某种程度浮现出来。比如说，不管做什么事都很认真的神经质的人和什么都担心的人，无论对于什么事情都会做出过激的反应，很容易患肩酸。此外，经常处于压力中的人，无法消除精神疲劳，就容易出现身体症状。那么，我们下面来看一下压力是如何引起肩酸的，了解一下其中的经过。

42

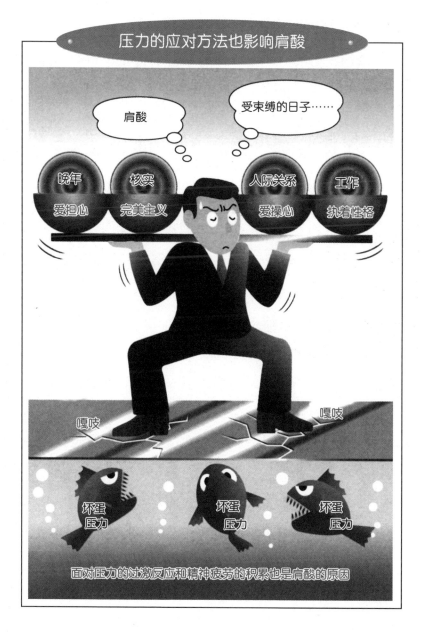

## ◆ 精神压力导致的血流不畅是肩酸元凶

精神压力的影响不仅作为精神的打击，也会作为某种身体状况表现出来，肩酸就是其中的代表。在原因不明的慢性肩酸中，因为受到某种精神压力影响的例子逐年增多。和这个压力相关的肩酸，的确存在使症状发生的机制。

压力引起的肩酸、头痛、眩晕等，基本上有着相同的发病机制。当压力给予身心某种影响时，称为自主神经的神经系统起着重要的作用。这是管辖着呼吸、消化、循环、排泄等基本身体功能的神经，与管理知觉和运动的脑神经、脊神经*不同。

自主神经又进一步分为交感神经和副交感神经，如果这两种神经工作正常的话可以保持健康的身体，但是当压力大的时候平衡就会被打破，控制颈肩周围血流的交感神经就会反应过激，造成血流障碍，这就是引起肩酸的原因。

而且，与这种交感神经引起的反应相对应，还有一条压力引起肩酸的路径。这是传到大脑的压力信息经过神经反馈到肌肉，受到刺激的肌肉产生紧张，从而引起血流不畅。

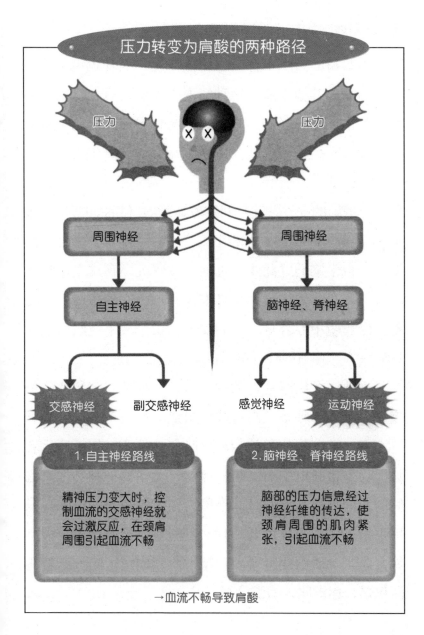

压力转变为肩酸的两种路径

压力　　　压力

周围神经　　　周围神经

自主神经　　　脑神经、脊神经

交感神经　　副交感神经　　感觉神经　　运动神经

1.自主神经路线

精神压力变大时，控制血流的交感神经就会过激反应，在颈肩周围引起血流不畅

2.脑神经、脊神经路线

脑部的压力信息经过神经纤维的传达，使颈肩周围的肌肉紧张，引起血流不畅

→血流不畅导致肩酸

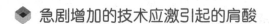

### ◆ 急剧增加的技术应激引起的肩酸

当颈肩的组织本身没有发生变化，而且也没有伴随引起疼痛的其他疾病，这种情况下发生的慢性肩酸就要充分考虑压力的影响。其中，因为较多使用电脑等自动办公设备而引起的"技术应激"和肩酸有着密切关系，最近很常见。

在美国的硅谷，长时间盯着显示器（Visual Display Terminal，VDT）上班的工人当中频繁出现自主神经失调症，科学家们以此为契机展开了研究，在这之后技术应激的存在才被认可。在日本，20世纪80年代以后，随着工作环境中办公自动化的发展，由于技术应激引起的肩酸——"颈肩腕综合征"的人数急剧增加。

这种技术应激具有两种类型，一种是"高科技依赖症"，另外一种是"高科技恐惧症"。前者擅长于电脑技术，一旦开始使用就会忘记时间，埋头工作。而后者是因为不擅长电脑而引起的症状。无论哪一种类型，它们的共同点都是要长时间坐着，固定颈肩腕的位置，只用手指工作，而且还要长时间凝视显示器。这样，情绪就会紧张，肌肉变得僵硬，精神上和肉体上的疲劳就逐渐积累，逐渐陷入肩酸的循环。

## "技术应激" 有两种类型

身心紧张，导致慢性肩酸的技术应激有两种类型

| 高科技依赖症 | 高科技恐惧症 |
| --- | --- |

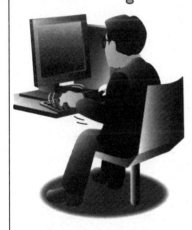

休息时间？睡觉时间？太浪费了！

因为擅长电脑，都是熟练工作惹的祸，完全感受不到身体的疲劳

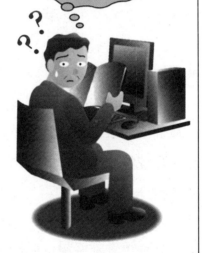

赶不上技术更新了，我……

因为不擅长电脑，心理潜在恐惧，所以身心容易过度紧张

这些都会成为压力

**眼睛疲劳**

在伏案工作当中，特别是长时间使用电脑工作的人中多发的症状有"眼睛疲劳"。我们也经常听到关于眼药水的广告，这个"眼睛疲劳"也和慢性肩酸有着密切关系。

眼睛疲劳容易被简单地归纳为"工作太累导致的视力疲惫"，但是如果症状不断发展的话，就会演变成肩酸等颈肩腕综合征，同时还会受到头痛、呕吐、眼痛、全身疲倦等症状的困扰。日本在1998年，对因使用电脑而导致的眼睛疲劳的女性下达了工伤认定，这种疾病的情况正在逐年严峻。

这种眼睛疲劳是由长时间的伏案工作导致的眼睛、颈肩周围的肌肉积劳，加上显示器的设置、室内湿度等作业环境的恶化引起的"眼干"和技术应激等复合原因造成的。

眼睛疲劳和一般的疲劳相比不同的地方是主诉症状的大部分患者都有很大的精神压力。这是因为在使用电脑的时候，经常需要很高的注意力和不允许犯错的警戒心。此外，无论如何休息都没有效果，其特点就是只要不进行治疗和疗养，不适症状就不会消失。这样看来，可以说眼睛疲劳也是导致肩酸的疲劳病。

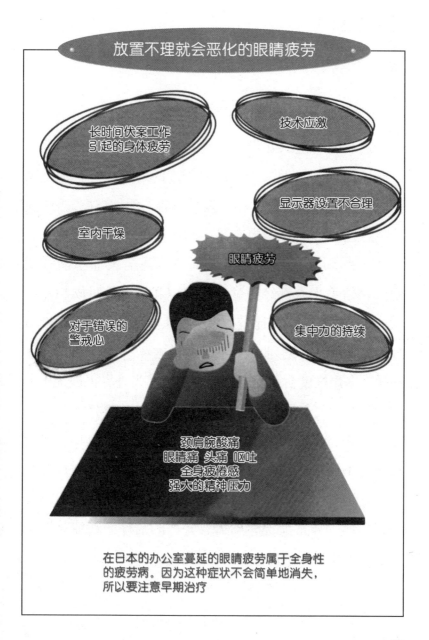

放置不理就会恶化的眼睛疲劳

长时间伏案工作
引起的身体疲劳

技术应激

显示器设置不合理

室内干燥

眼睛疲劳

对于错误的
警戒心

集中力的持续

颈肩腕酸痛
眼睛痛 头痛 呕吐
全身疲倦感
强大的精神压力

在日本的办公室蔓延的眼睛疲劳属于全身性
的疲劳病。因为这种症状不会简单地消失，
所以要注意早期治疗

# 未达到疾病程度的肩酸的特征和处理方法

## ◆ 未达到疾病程度的急性肩酸和慢性肩酸

颈肩腕等组织并没有出现损害，也没有导致疼痛的直接原因，这属于未达到疾病程度的肩酸。这种肩酸又可以分为"急性肩酸"和"慢性肩酸"两种类型。

急性肩酸的代表中有早上起床时发生的"落枕"，症状为颈部或者肩部会出现剧痛，甚至颈部不能够活动。相信不少人都经历过。睡眠中和醒着的时候相比，放松肌肉的身体活动比较少，当枕头高度和被褥的硬度不合适时，身体的S形曲线很快就会被破坏（参阅119页）。这样一来颈椎就会承受不自然的负担，当外界再施加压力时，颈椎的关节就会被周围的组织挤压引起疼痛。

另外，慢性肩酸就是前面提到的因为肌肉和姿势问题或者不良生活习惯导致疲劳积累而引起的肌肉疲劳性疼痛。这种情况下，即便是出现疼痛，骨骼和肌肉本身没有变形等异常情况，不需要外科的治疗。在症状恶化之前，改变导致肩酸的生活习惯比什么都重要。

## 未达到疾病程度的肩酸可以根据疼痛方式进一步分类

颈肩的骨骼和肌肉没有出现异常的、未达到疾病程度的肩酸还可以分为两类

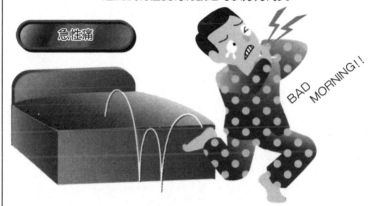

急性痛

BAD MORNING!!

以落枕为代表，颈周围的肌肉和韧带出现的"轻度挫伤"

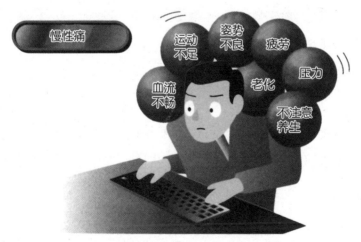

慢性痛

运动不足　姿势不良　疲劳　血流不畅　老化　压力　不注意养生

通过日常注意可以减少致病诱因并改善症状的"肌肉疲劳性肩酸"

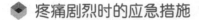

## ◆ 疼痛剧烈时的应急措施

当落枕等剧烈疼痛来袭时，首先要静养。为了避免疼痛就不要活动颈部。在处理急性疼痛的外科一般采用固定颈部的"颈椎托"，作为家庭应急措施，为了防止颈部的不经意扭动可以用稍微硬一点的纸卷起来代替颈椎托。这样不动就可以很大程度上减少疼痛。当疼痛剧烈时可以服用市面上的镇痛药，然后观察5～6天。

此外，这种疼痛用膏药贴患部也很有效果。顺便说一下，膏药中有凉膏药和热膏药两种类型。一般在急性疼痛时采用凉膏药，如果采取这样的处理方法，至多1周症状就会好转。慢性疼痛时最好的做法就是要尽量活动身体，促进血液循环，避免使肌肉积累疲劳。这尽管不是立竿见影的处理方法，却是对肩酸最有效果的应对方法。在慢性肩酸时，只有除去潜藏在日常生活中的原因之后才能得到改善，重要的是要做到有耐心。

尽管很痛，但是我们并不推荐过度地依赖镇痛药。通过向患部敷热膏药或者在入浴时下点功夫都能够促进血液循环，而且行之有效。

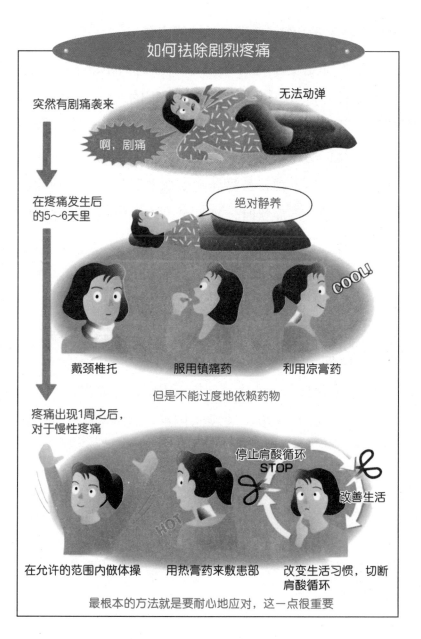

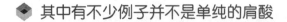

◆ **其中有不少例子并不是单纯的肩酸**

尽管都是简单地称为肩酸，但是其中既有不需要格外担心的，也有以重大疾病为诱因的。作为肩酸的应急处理方法我们前面已经讲过了，如果实施之后症状仍然没有改善的话，有时候需要考虑其他疾病。不少情况都是因为不够重视，最终导致疾病发展到不能逆转的境地。当出现以下症状时，有时可以作为疾病的先兆，所以要注意一下。

（1）即便是采取了针对一般肩酸的应急措施，疼痛也不会减少，相反会加剧。

（2）在颈肩痛的同时还出现头晕，心悸，胳膊、手指、大腿部和脚尖麻木。

（3）颈肩周围的疼痛部位不固定，很模糊。

（4）使用手指的作业变得困难，有时拿起的东西会掉下来。

（5）胸部和腹部的内脏疼痛。

（6）在夜间或者早晨等特定的时间段疼痛。

在肩酸的同时如果还出现以上症状的话，需要尽快到医院的外科就诊。我们将在下一章讲解疾病引起的颈肩腕痛。

## 颈肩腕痛有时也是疾病的征兆

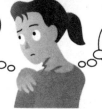

太忙了，都没有去医院的时间……

反正一直都是肩酸，就是置之不理也没什么事……

尽管这样想，但是有时潜藏着需要早期治疗的"疾病"

### 需要注意的症状

1. 即使采取针对一般肩酸的应急措施也无法消除疼痛
2. 疼痛逐日加剧
3. 伴随目眩、头晕、心悸、手脚麻木等
4. 整个肩颈部位疼痛或者疼痛部位不固定
5. 感觉使用手指的精细作业越来越困难
6. 伴随胸部和腹部的疼痛
7. 在夜间或者早晨等特定的时间段疼痛

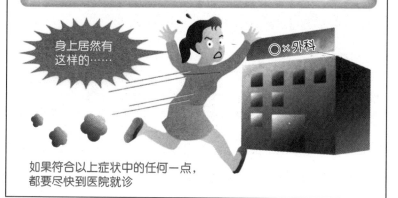

身上居然有这样的……

○×外科

如果符合以上症状中的任何一点，都要尽快到医院就诊

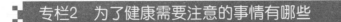

专栏2　为了健康需要注意的事情有哪些

　　在日常的自我健康管理中，有时即便发觉自身的问题也很少有实际采取措施的。但是为了改善和预防慢性肩酸的日常健康管理却不可缺少。那么，究竟采取了什么措施的人比较多呢？下图就是我们调查的结果。

　　值得注意的是，为了健康居然什么措施都没有采取的55岁以下、正处于操劳期的人比较多。

　　与之相对应，在日常生活中"有健康注意事项"的人中，家庭主妇和55岁以上的人非常多。分析认为家庭主妇不仅关注自身的健康管理而且在家庭健康管理中也很注意，因此数据结果比较高。

　　此外随着年龄的增长而增高的数据是因为，到了退休年龄时终于有了自我健康管理的空闲时间，这也许反映出了繁忙的日本人的生活现象。

| | 营养均衡的膳食 | 不过量用餐 | 每天都运动 | 没有特别注意 |
|---|---|---|---|---|
| 35～44岁 | 38.3 | 36.8 | 32.4 | 10.7 |
| 45～54岁 | 42.8 | 43.1 | 35.9 | 8.7 |
| 55～64岁 | 50.3 | 54.1 | 45.2 | 4.6 |
| 65～74岁 | 54.2 | 63.6 | 52.0 | 2.9 |
| 75～84岁 | 51.6 | 63.9 | 47.4 | 2.8 |
| 男性 | 37.9 | 40.5 | 39.6 | 11.5 |
| 女性 | 46.3 | 49.9 | 38.0 | 5.5 |
| 从业者 | 38.6 | 40.6 | 36.5 | 10.4 |
| 家庭主妇 | 52.0 | 53.2 | 41.3 | 4.1 |

数值为%，包括多项选择，1998年日本厚生省

# 第 3 章

# 疼痛是由"疾病"引起的吗

引起颈肩腕痛的疾病和损伤有哪些

◆ 什么疾病能引起"非肌肉疲劳性肩酸"

　　肩酸分为未达到疾病程度的肌肉疲劳性肩酸和某种疾病和损伤引起的肩酸两种类型。这一点我们前面已经介绍过了。

　　而且我们在第2章讲到，如果是肌肉疲劳性的肩酸，通过养成正确的生活习惯可以改善症状。但如果是疾病和损伤引起的肩酸，假如不进行对应的治疗，症状就不会消失。

　　引起肩酸的疾病和损伤种类繁多，有时候甚至会潜藏着你想象不到的疾病。关于这一点我们在前面的第54页也简单提到了。在本章中我们把有可能引起肩酸的疾病和损伤按照小组进行了分类，下一步将详细进行说明。

　　我们在下面的内容中将能够自我感觉到的症状绘制成了自查表，大家可以以此为线索来判断自己的肩酸是属于某种疾病的表现还是属于没有必要担心的类型，大家一定要参考一下。然后我们又对引起肩酸的个别疾病进行了分析。

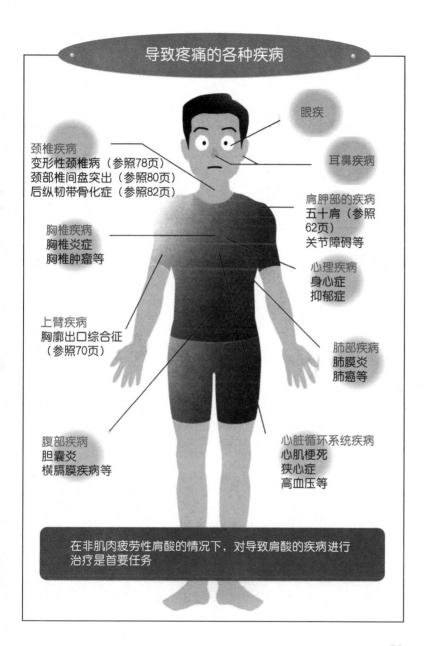

导致疼痛的各种疾病

眼疾

耳鼻疾病

颈椎疾病
变形性颈椎病（参照78页）
颈部椎间盘突出（参照80页）
后纵韧带骨化症（参照82页）

肩胛部的疾病
五十肩（参照
62页）
关节障碍等

胸椎疾病
胸椎炎症
胸椎肿瘤等

心理疾病
身心症
抑郁症

上臂疾病
胸廓出口综合征
（参照70页）

肺部疾病
肺膜炎
肺癌等

腹部疾病
胆囊炎
横膈膜疾病等

心脏循环系统疾病
心肌梗死
狭心症
高血压等

在非肌肉疲劳性肩酸的情况下，对导致肩酸的疾病进行治疗是首要任务

## 肩酸诱因自查表

肩酸除了由慢性疲劳、运动不足和老化引起，还可能由需要治疗的疾病引起

肩痛胳膊无法抬起

关节炎的腱鞘炎

手臂麻木无法用力，手指苍白

胸廓出口综合征
（参照70页）

溜肩、体型瘦小

扭头时疼痛剧烈

颈部椎间盘突出
变形性颈椎病
（参照78页）

把胳膊伸到后背时疼痛剧烈

最近肩部容易出现剧烈疼痛

五十肩
（参照62页）

眼睛疲劳感、视力模糊、疼痛、全身疲倦感等无法消除

眼睛疲劳

在健康诊断中被指出"需要注意血压异常"

姿势不正确，从颈肩开始到肩胛骨周围有酸痛感

肌肉疲劳性肩酸

容易疲劳、头痛、眩晕、耳鸣、浮肿等

超过40岁，处于闭经前后10年的年龄

需要治疗的高血压

更年期障碍

这个颜色区域表示可能导致肩酸的诱因。在左端排列的主要属于外科的范畴

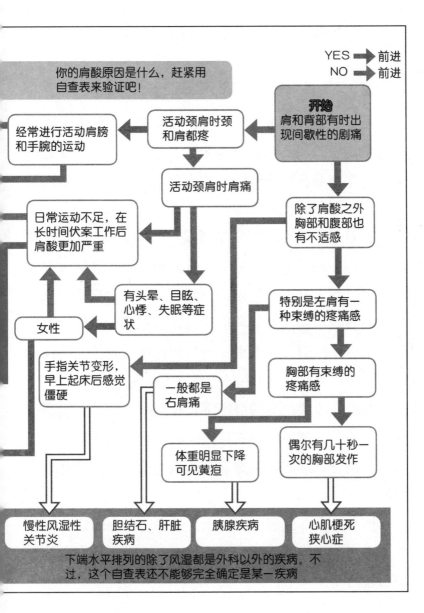

YES ➡ 前进
NO ➡ 前进

你的肩酸原因是什么，赶紧用自查表来验证吧！

开始
肩和背部有时出现间歇性的剧痛

活动颈肩时颈和肩都疼

经常进行活动肩膀和手腕的运动

活动颈肩时肩痛

除了肩酸之外胸部和腹部也有不适感

日常运动不足，在长时间伏案工作后肩酸更加严重

有头晕、目眩、心悸、失眠等症状

特别是左肩有一种束缚的疼痛感

女性

胸部有束缚的疼痛感

手指关节变形，早上起床后感觉僵硬

一般都是右肩痛

体重明显下降可见黄疸

偶尔有几十秒一次的胸部发作

慢性风湿性关节炎

胆结石、肝脏疾病

胰腺疾病

心肌梗死狭心症

下端水平排列的除了风湿都是外科以外的疾病。不过，这个自查表还不能够完全确定是某一疾病

61

# 关节疾病导致的五十肩

◆ 其特点是剧烈的疼痛给日常生活带来障碍

五十肩是以50多岁为中心，在40多岁到60多岁的年龄段中多发。属于我们身边非常多见的症状。顺便说一下，五十肩是日语的俗语叫法，正确的叫法应该是"肩周炎"，是个很气派的名字吧。

一旦患上这种疾病，在拿起东西的瞬间或者在打高尔夫挥杆的时候，感觉突然有剧痛袭来，之后每当活动肩膀时都会有剧烈疼痛，非常令人烦恼。症状一旦出现，手臂的抬起或者是向后转动的动作都会受到限制，给生活带来障碍。比方说，后背痒也挠不到、无法打领带、无法系背后的扣子和拉拉链、无法梳头等。

另外，症状严重的情况下，夜间卧床时都会剧烈疼痛。这样一来就不能够很好地睡眠，容易积累精神上的疲劳。而且，早晨起床时肩部的肌肉僵硬和疼痛有时会加剧。

但是，大部分情况下，无论是多么严重的症状，在半年或者一年内都能够恢复。那么，这种疾病究竟是如何引起的呢？

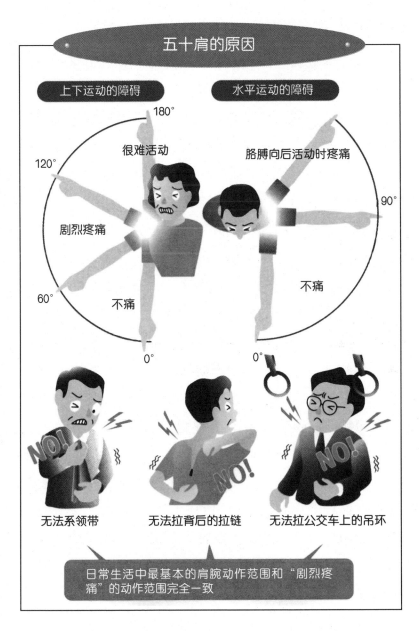

五十肩的原因

上下运动的障碍

水平运动的障碍

180°

120°

很难活动

胳膊向后活动时疼痛

90°

剧烈疼痛

60°

不痛

不痛

0°

0°

无法系领带

无法拉背后的拉链

无法拉公交车上的吊环

日常生活中最基本的肩腕动作范围和"剧烈疼痛"的动作范围完全一致

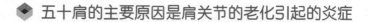

◆ 五十肩的主要原因是肩关节的老化引起的炎症

就如肩周炎这一正式名字所讲的那样，五十肩就是肩关节周围组织出现炎症的状态。从症状在中老年以后多发这一点来看，炎症的发生和老化有着密切关系。尽管肩关节的老化是非常正常的现象，但是为什么又发展为炎症了呢？

如右图所示，肩部是由多个关节组合而成的，能够完成各种各样的动作。尽管每一个部分的炎症都有可能导致五十肩，但是发生最多的是连接肩胛骨和大臂骨的肩关节和第二肩关节（又称肩峰下关节），因为这两处关节活动最为频繁。肩关节是主要负责肩和胳膊运动的关节，但是由于骨骼之间的连接不够紧密，所以需要依靠从肩胛骨到上臂的九种强韧的肌肉群来支撑。其中和五十肩有着最密切关系的就是位于关节连接处起着包裹作用的4种肌肉群，在这里统称为"肩袖"。

支撑肩和胳膊运动的肩袖，在大幅活动的同时反复承受着负担。随着肩关节的老化，这里的肌肉就会逐渐变硬。这种老化和过度使用的影响，会集中在位于肌肉和骨头的结合部的肌腱。肌腱组织疲劳变脆，即便是受到很小的力量都会受到损伤，引起炎症——这就是五十肩的开始。

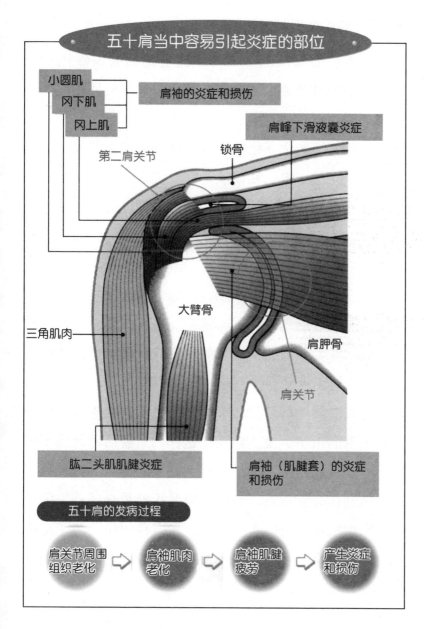

五十肩当中容易引起炎症的部位

小圆肌
冈下肌
冈上肌
肩袖的炎症和损伤

肩峰下滑液囊炎症

第二肩关节

锁骨

三角肌肉

大臂骨

肩胛骨

肩关节

肱二头肌肌腱炎症

肩袖（肌腱套）的炎症
和损伤

五十肩的发病过程

肩关节周围
组织老化 ⇨ 肩袖肌肉
老化 ⇨ 肩袖肌腱
疲劳 ⇨ 产生炎症
和损伤

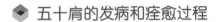 五十肩的发病和痊愈过程

五十肩的发病除了因为伴随老化的组织硬化和以肩袖为主的肌腱炎症外，还有和一般肩酸循环相似的过程。

首先组织老化开始后，肌肉疲劳就很难消除，会逐渐积累。这样一来，和肩酸一样血流会变得不顺畅，充分的氧气和营养就无法到达各个部位。进而陷入营养失调的状态，衰弱的组织受到稍微的冲击就会引起五十肩所特有的剧痛。

在剧痛出现后的急性期，患部有时会发热、红肿。这个时期不要活动肩膀，要绝对静养，并要冷却患部减少疼痛。在发病后立即出现的这种症状会持续5~6天，然后逐渐转为慢性症状。

进入慢性期后，身体会逐渐使患部炎症恢复，但是这时患部的组织会发生粘连。这样，肩膀活动就会变得困难，如果使用蛮力的话会感到剧烈的疼痛。这种情况下，做动作非常艰难，患者就容易逐渐放弃活动，但是消除组织的粘连可以改善症状。所以请记住，为了克服五十肩就要在适当的范围内慢慢活动肩膀，这样才能恢复。

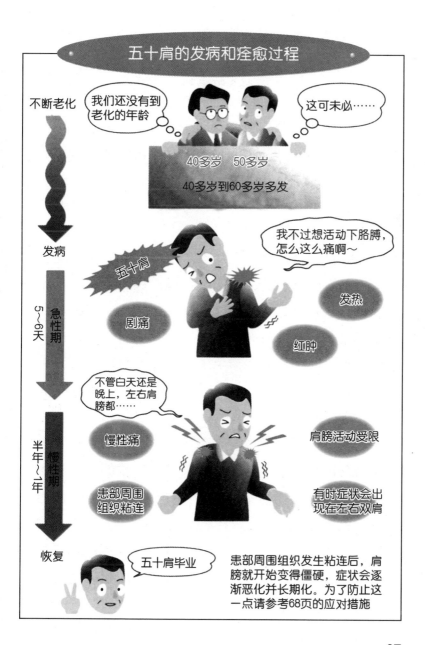

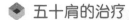 五十肩的治疗

在治疗五十肩时，需要把疼痛发生之后的5～6天的急性期和之后的慢性期区别对待。

在急性期，减缓疼痛和消除炎症是第一要务。具体来说可以采用静养疗法、冷却患部或者服用镇痛消炎药。过了急性期进入慢性期后，可以采用通过加热患部来促进血液循环的温热疗法和防止组织粘连的运动疗法，按摩也很重要。

对于五十肩，如果炎症不严重的话，即便是置之不理有时症状也会好转。只要慢性期采取的应对措施没有搞错，恢复后的关节活动就没有问题。但是在进入慢性期后，如果害怕疼痛而不活动肩关节，组织就会进一步粘连，即便是疼痛消失肩关节的活动也会出现问题，有时甚至无法抬起胳膊。这是因为针对疼痛过度保护导致的结果。

不管怎么说，在患五十肩后，要尽快地到外科就诊，采取正确的处理措施。而且要有一定的心理准备，要与疼痛打1～2年的交道，而且要把这当成理所应当的事情。绝对不能焦躁，而且要注意尽量活动关节。

我们将在第5章里介绍可以在家庭实施的温热疗法和运动疗法的一些具体方法，关键是要在医生的指导下，用正确的方法来实践。

## 五十肩的正确应对措施有哪些

**急性期** 当不经意的动作引起剧烈疼痛后，在5～6天里一定要严格遵守的两条铁规

**铁规之一** 绝对静养

**铁规之二** 冷却患部

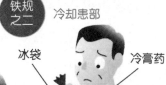

冰袋

冷膏药

在疼痛剧烈无法入睡时，可以用三角巾来固定肩膀，这样会比较轻松

消炎时切不可采用热敷疗法

**慢性期** 在初期剧痛开始大约一周，一定要逐渐转变为慢性期的应对措施

**铁规之一** 肩关节的运动

防止组织粘连

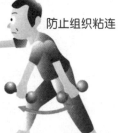

**铁规之二** 温热疗法

温膏药

为了促进血液循环可以温热患部或者按摩

按摩

● 漫长的慢性期所采取的措施是恢复的关键
● 为了恢复肩的运动功能需要坚持每天运动
● 使蛮力和过度保护都不利于恢复

**压迫神经和血管引起的疼痛**

◆ 溜肩的人易患"胸廓出口综合征"

从肩到上臂充满了从脊髓*分支过来的神经和为椎骨和脊髓提供氧分的血管，错综复杂。因此，当颈肩周围的组织变形或发生炎症时，这些神经和血管立即受到压迫。当神经受到压迫时刺激立马转变为疼痛，血管受到压迫时会引起血流不畅。

因为神经和血管的压迫，导致颈肩腕痛的疾病有胸廓出口综合征。这种疾病在溜肩人群中多发，除了肩部症状还有手臂的麻木、沉重、疲劳和冰凉等症状。

从"斜角肌"到腋窝这一部位称为"胸廓出口"，而上述不适就是由于分布在这里的"臂丛神经"受到压迫引起的。臂丛神经从肩部到手部越来越细，并通过末梢神经到手。因此，臂丛神经受到的刺激通过末梢神经传到指尖，因为范围比较广，所以会出现各种症状。

此外，溜肩人群的肋骨并不是水平的，而是略微倾斜，因此和锁骨之间的间隙比较狭窄，容易压迫神经和血管而出现症状。因为姿势不自然，斜角肌产生紧张，有时也会出现症状。

治疗方法主要以提高肌肉力量的运动疗法为主。症状比较严重时，可以在肩胛骨和上肢骨附近戴器具，以此来扩大胸廓出口。

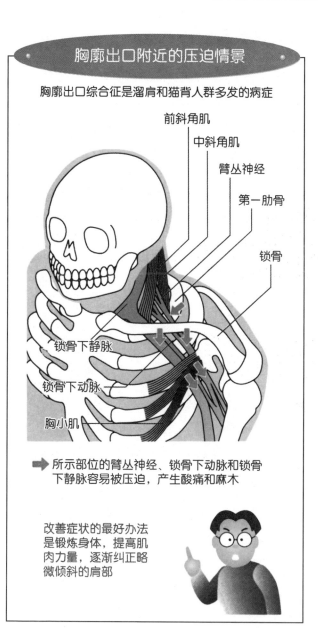

胸廓出口附近的压迫情景

胸廓出口综合征是溜肩和猫背人群多发的病症

前斜角肌
中斜角肌
臂丛神经
第一肋骨
锁骨
锁骨下静脉
锁骨下动脉
胸小肌

➡ 所示部位的臂丛神经、锁骨下动脉和锁骨下静脉容易被压迫，产生酸痛和麻木

改善症状的最好办法是锻炼身体，提高肌肉力量，逐渐纠正略微倾斜的肩部

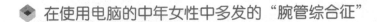

◆ 在使用电脑的中年女性中多发的"腕管综合征"

　　"腕管综合征"是指在5个手指中，拇指和食指容易出现麻木的症状。这是一种神经压迫疾病，是由于长时间把手腕固定在特定位置进行手指作业或者手腕持续用力导致的，在频繁使用电脑的人、收银员、裁缝师、汽车修理工、口腔科技师等经常从事手指作业的人群中很常见。与男性相比女性更常见，特别是在糖尿病、肝病、风湿和做透析的患者中容易出现。

　　所谓"手根管"是指手腕中央隧道一样的空间，以"正中神经"和负责手指屈伸的屈指肌腱为首，肌腱、血管、神经都从这里通过。因为在狭小的空间内挤满了各种组织，所以这里发生炎症时就会压迫神经和血管，容易导致疼痛。如果压迫持续的话，神经组织就会受到损伤，正中神经通过的手指和手掌甚至肩、胳膊都会开始出现麻木和疼痛。如果恶化，在夜间和早晨会出现剧痛，手里的东西容易掉落，有时手指也会感觉到乏力、感觉迟钝等。

## 过度用手引起的腕管综合征

### 腕管是一个各种组织密集的地带

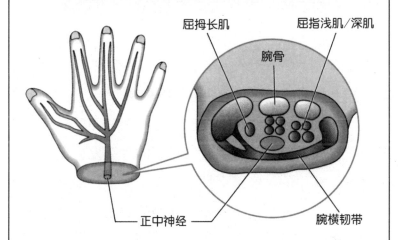

屈拇长肌　　　　　屈指浅肌/深肌

腕骨

正中神经　　　　　腕横韧带

本来就只有狭小空间的手腕如果长时间保持不自然姿势的话，内部的神经就会受到压迫，出现麻木和疼痛

比如说：

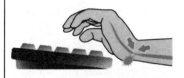

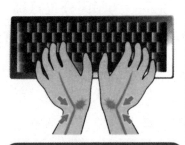

键盘过高的情况　　　　两个手腕距离太近的情况

不仅是上面举出的电脑操作，在收银员、手持沉重炒锅的厨师当中也会出现相同的情况

### ◆ 肘部受伤引起的"肘管综合征"

即便在肘关节出现骨折或者脱臼之后的若干年也有可能出现尺侧麻木，这就属于"肘管综合征"。这是由受伤导致的变形或者错位的骨骼压迫神经引起的症状。

受到压迫的是通过肘关节和尺侧的"尺骨神经"。当我们的肘关节碰到桌角时，可以感受到小拇指的疼痛，这个疼痛的传达路线就是尺骨神经。

这个神经在肘关节部分要通过一个称为"肘管"的隧道状细管。受伤时，和肘管相邻的骨骼发生变形并压迫肘管，其中的神经就会持续地受到压迫。如果在这种状态下持续活动肘关节数年，神经的损伤就会加剧，不久就会出现麻木。

此外，在尺骨神经于手腕附近受到压迫引起麻木的情况下，为了区分也可称为"尺骨神经管综合征"，症状有：肘关节的疼痛、手心和手背尺侧的麻木，有时也会出现感觉迟钝等。因此使用手指的精密工作将变得困难。如果症状比较轻，可以采取静养疗法和药物疗法，然后观察情况。但是重症将会给生活带来障碍，这时可以通过手术切除压迫神经的变形骨骼。

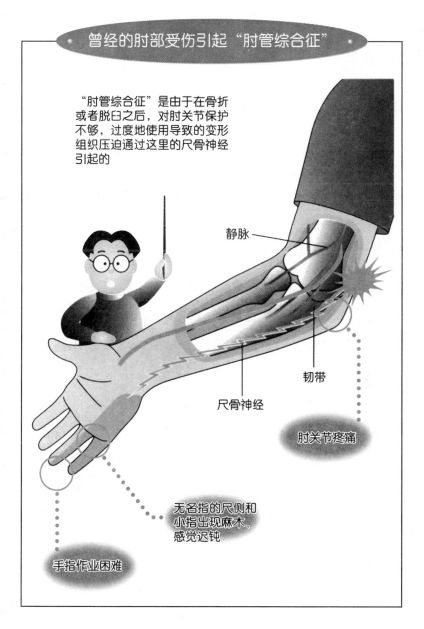

曾经的肘部受伤引起"肘管综合征"

"肘管综合征"是由于在骨折或者脱臼之后，对肘关节保护不够，过度地使用导致的变形组织压迫通过这里的尺骨神经引起的

静脉

韧带

尺骨神经

肘关节疼痛

无名指的尺侧和小指出现麻木、感觉迟钝

手指作业困难

75

# 颈椎病引起的颈、肩痛

## ◆ 老化引起的颈椎病

颈椎病也会引起肩酸、肩痛。其中代表性的疾病有"变形性颈椎病""颈部椎间盘突出""后纵韧带骨化症"3种。其中的变形性颈椎病和颈部椎间盘突出与老化有着密切的关系。

就如我们前面（第18页）介绍的一样，人们的身体在20岁之后就会逐渐开始老化，那么颈椎也不例外。老化表现最为明显的就是夹在椎骨之间的椎间盘。椎间盘原本是富含水分的弹性材质，随着老化的进展逐渐失去水分，包裹在外侧的纤维环失去韧性，容易受到损伤。这样的变化开始后，颈椎的稳定性就会变差，颈、肩就容易出现酸痛。

此外，椎间盘的含水量减少就意味着失去张力，厚度也就会相应地减小。这样一来，上下排列的椎骨之间的间隙就会减小，不久椎骨之间就会出现摩擦，进而导致椎骨变形。椎间盘和椎骨的这种老化将诱发变形性颈椎病和颈部椎间盘突出，并最终导致肩膀酸痛。

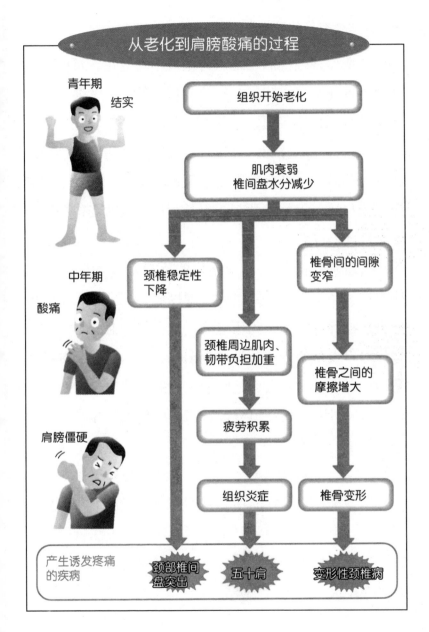

从老化到肩膀酸痛的过程

青年期
结实

中年期
酸痛

肩膀僵硬

组织开始老化

肌肉衰弱
椎间盘水分减少

颈椎稳定性
下降

椎骨间的间隙
变窄

颈椎周边肌肉、
韧带负担加重

椎骨之间的
摩擦增大

疲劳积累

组织炎症

椎骨变形

产生诱发疼痛
的疾病

颈部椎间
盘突出

五十肩

变形性颈椎病

◆ 颈椎摩擦产生疼痛的"变形性颈椎病"

"变形性颈椎病"是因为颈椎不断老化，可以清楚发现颈椎变形的疾病。在椎骨变形开始后，骨骼表面会出现像刺一样的突起，这种刺（骨刺）如果长在靠里一侧的话就会压迫脊髓、神经根（脊髓分支为末梢神经的部分）和血管。骨刺变大之前压迫不明显，主要出现的症状为肩酸。但是当骨刺不断长大后压迫就变得明显，症状也越来越严重。

随着症状的发展，颈、肩的疼痛和麻木以及乏力感就很难消失，后脑部也会出现疼痛。此外，在血管中如果"椎骨动脉"受到压迫的话就会引起血流不畅，这样就会对大脑的营养补给产生影响，因为脑处于贫血状态，所以有时候就会引起眩晕。如果症状进一步恶化，稍大些的骨刺就会压迫脊髓，产生小便失禁和步行障碍等下半身的症状。

这种疾病如果能够早期发现，通过在外科接受牵引或者戴颈椎托等治疗的话，就能够很大程度上防止疾病的发展。但是如果症状严重的话，这样的方法就很难奏效。当症状严重影响到日常生活的时候要考虑通过手术来改善症状。

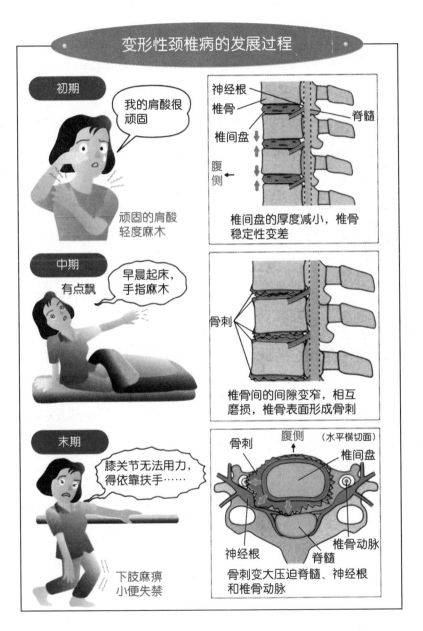

变形性颈椎病的发展过程

**初期**

我的肩酸很顽固

顽固的肩酸 轻度麻木

神经根
椎骨
脊髓
椎间盘
腹侧

椎间盘的厚度减小,椎骨稳定性变差

**中期**

早晨起床,手指麻木

有点飘

骨刺

椎骨间的间隙变窄,相互磨损,椎骨表面形成骨刺

**末期**

膝关节无法用力,得依靠扶手……

下肢麻痹 小便失禁

骨刺 腹侧 (水平横切面)
椎间盘
神经根 脊髓 椎骨动脉

骨刺变大压迫脊髓、神经根和椎骨动脉

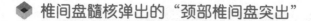

### ◆ 椎间盘髓核弹出的"颈部椎间盘突出"

椎骨间的椎间盘不断老化有时就会发展为"颈部椎间盘突出"。这种疾病也伴有肩膀酸痛。

"突出（疝）"是指组织向外弹出发生的占位性病变。椎间盘髓核向外弹出的椎间盘突出不仅发生在颈部也会出现在胸部和腰部脊椎。

椎间盘开始老化后，含水量就会出现减少并逐渐失去弹性。组织本身也会出现老化，因此即使受到较小的冲击也容易受到损伤。椎间盘外侧包裹着的纤维环变脆破裂后，里面的髓核就会从裂口弹出，压迫脊椎和神经根产生疼痛。突出容易发生在后侧，当脖子向后仰的时候就会挤出更多的髓核，这样就会压迫增大，疼痛加剧。

此外，这种疼痛和麻木不仅出现在肩部，从胳膊到手指都会出现。症状严重时，下半身也会出现神经痛。

如果出现这样的明显症状，要尽早地找医生进行诊断并接受治疗。治疗方面和变形性颈椎病一样，可以采用牵引疗法或者器械疗法。症状较轻的情况下，可以来回到医院进行治疗，但是如果症状严重时，需要绝对静养，必须住院进行治疗。

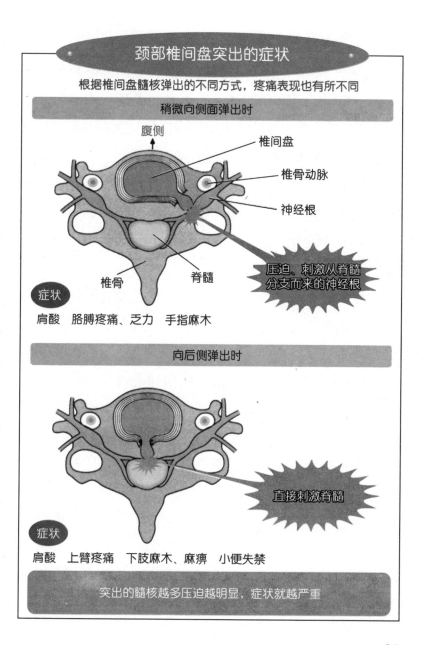

## 颈部椎间盘突出的症状

根据椎间盘髓核弹出的不同方式，疼痛表现也有所不同

### 稍微向侧面弹出时

腹侧

椎间盘

椎骨动脉

神经根

压迫、刺激从脊髓分支而来的神经根

椎骨

脊髓

**症状**

肩酸　胳膊疼痛、乏力　手指麻木

### 向后侧弹出时

直接刺激脊髓

**症状**

肩酸　上臂疼痛　下肢麻木、麻痹　小便失禁

突出的髓核越多压迫越明显，症状就越严重

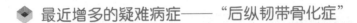
◆ 最近增多的疑难病症——"后纵韧带骨化症"

后纵韧带骨化症与变形性颈椎病、颈部椎间盘突出一样，都属于压迫颈椎部分的神经造成颈、肩疼痛的疾病。尽管在欧美出现的病例比较少，但是在亚洲各国绝对不算什么罕见病。而且，最近有增多的趋势。

在增强椎骨衔接的韧带中位于后侧的称为"后纵韧带"，因为某种原因，这个部分发生病变骨化*增厚，压迫脊髓和神经根。这种病主要在中年以后发病，特别是糖尿病患者比较容易患病。

由于韧带骨化的原因到目前为止还没有彻底查明，日本厚生省把这种疾病认定为"疑难病症"。但是已经确定了治疗方法，没有必要过度担心。

因为造成颈、肩疼痛的原因同样是对脊髓的压迫，所以只要通过手术把因骨化增大的部分剥离就可以消除疼痛。不过，这种病的治疗一定要在早期进行。如果发展为重症的话，胳膊和腿部的神经障碍就会比较严重，有时会出现步行困难等麻痹症状。

韧带的骨化不仅发生在颈椎，胸椎和腰椎也会出现。而且，除了后纵韧带，加强颈椎衔接的"黄色韧带"也会出现。这样的韧带骨化症可以统称为"脊椎韧带骨化症"。

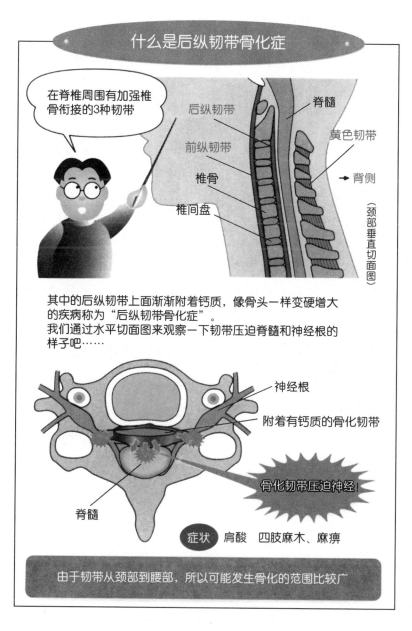

## 什么是后纵韧带骨化症

在脊椎周围有加强椎骨衔接的3种韧带

后纵韧带
前纵韧带
椎骨
椎间盘
脊髓
黄色韧带
→ 背侧

（颈部垂直切面图）

其中的后纵韧带上面渐渐附着钙质，像骨头一样变硬增大的疾病称为"后纵韧带骨化症"。
我们通过水平切面图来观察一下韧带压迫脊髓和神经根的样子吧……

神经根
附着有钙质的骨化韧带
脊髓
骨化韧带压迫神经!

症状　肩酸　四肢麻木、麻痹

由于韧带从颈部到腰部，所以可能发生骨化的范围比较广

83

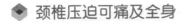 

## ◆ 颈椎压迫可痛及全身

　　前面我们所看到的3种颈椎疾病的疼痛，都是由于变形的组织压迫脊髓和颈椎周边的血管产生的。其特点是随着症状的发展，胳膊和腿部都会出现神经痛。所以，这里我们来看一下脊髓以及从脊髓分支到全身的末梢神经吧。

　　包括颈椎在内的脊椎，其中央有一个称为"椎管"的隧道状空洞，而脊椎神经（能够维持生命的神经）就是从这个空洞中穿过。当疾病和组织变形时会压迫椎管，所以产生疼痛。但是这个椎管空间非常细并没有多余的空间，因此有的人椎管很狭小。这样的人即便是受到很小的压迫就会触及脊髓，疼痛就会很剧烈而且容易慢性化。

　　在颈椎部位，脊髓分支出来有8对末梢神经伸展到全身各处。颈椎分支的部分称为神经根，在8对神经根当中，上面2对走向后脑，第3对以下分别走向肩、臂和背部。

　　而且，在颈椎以下的胸椎和腰椎部分，脊髓同样地分支走向各个部位。这样分布在全身的末梢神经，如果反向追溯就会回到同一个脊髓。因此，当颈椎出现异常，就会刺激脊髓，这种刺激信号就会传向末梢神经。因此不仅肩膀、胳膊、手指、背部，包括下肢也会出现神经痛。

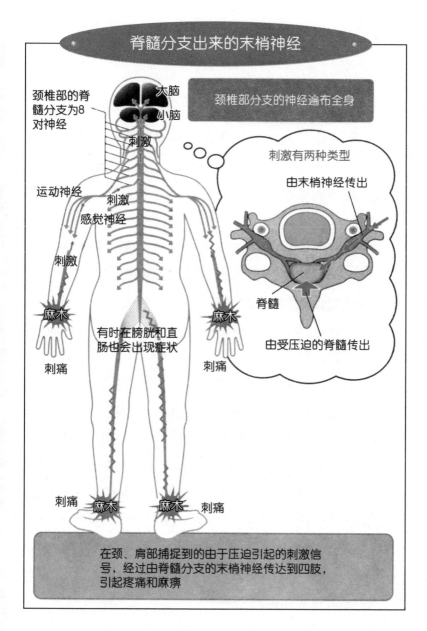

**脊髓分支出来的末梢神经**

颈椎部的脊髓分支为8对神经

大脑
小脑
刺激

颈椎部分支的神经遍布全身

运动神经

刺激
感觉神经

刺激有两种类型

由末梢神经传出

刺激

麻木

麻木

脊髓

刺痛

有时在膀胱和直肠也会出现症状

刺痛

由受压迫的脊髓传出

刺痛
麻木
麻木
刺痛

在颈、肩部捕捉到的由于压迫引起的刺激信号，经过由脊髓分支的末梢神经传达到四肢，引起疼痛和麻痹

**脊髓肿瘤引起的颈、肩痛**

◆ 疼痛部位不确定的肩酸有可能是癌症

肩酸的症状的确各种各样，但是当肩酸或疼痛部位不固定、疼痛逐日加剧，还伴有眩晕、麻木时需要格外注意。这些能够自我感觉的症状可能是由脊髓出现肿瘤导致的。

肿瘤有良性和恶性之分，当然，不用说最严重的就是会发生转移的恶性肿瘤。尽管在颈椎部位发生癌细胞转移的可能性比胸椎和腰椎小一些，但是由于癌症发病率逐年上升，加上这个部位的神经和血管比较复杂，所以不可大意。

容易向脊髓发生转移的癌症按照顺序排列分别为：乳腺癌、肺癌、子宫癌、胃癌、前列腺癌。发生转移的癌可以分为两种类型，一种破坏骨组织，另一种促使骨质增生。

另外，即便没有转移到脊髓，如果在肺部上方出现肿瘤也会压迫通过附近的神经和血管，也将出现肩痛和手指麻木等症状。

因为对于癌症来说，早期发现、早期治疗是最重要的，所以当颈、肩出现前述症状的时候一定不能放任不管，要立即进行细致的检查。

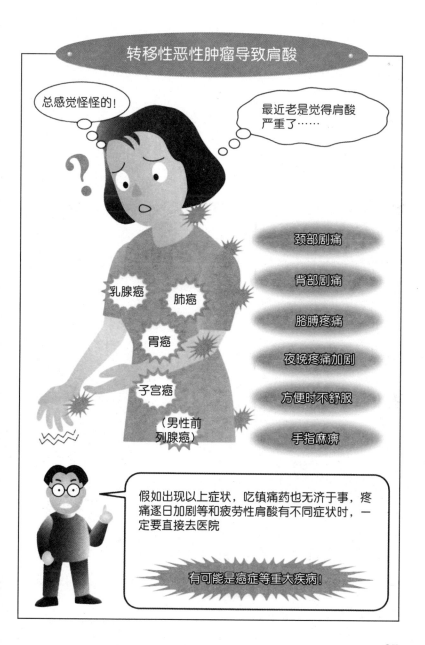

#  颈椎外伤——外伤性颈椎综合征

## ◆ 不同损伤程度表现出的不同症状

作为产生疼痛的颈部外伤，我们最常见的有颈部挫伤，就是所谓的"外伤性颈椎综合征"。这是由于交通事故，足球、橄榄球等对抗性体育运动中的事故，颈部前后剧烈摇晃引起的肌肉和韧带损伤。受伤的情况和冲撞的方向与速度有关，最严重的情况就是颈椎骨折。

轻度的情况下，只有肌肉损伤，在受伤几小时后，即便是想活动颈部也无法动弹，或者一动就痛，按压时也会出现疼痛。

当事故中的冲击比较大，处于中度级别时，除了肌肉损伤还会波及韧带。和轻度不同，事故之后立马会出现明显的疼痛，然后逐渐加剧，然后再波及后脑、肩和胳膊。剧烈的疼痛将在几天后基本上消失，但是，全身的疲倦感、头痛、呕吐等肩痛以外的症状将持续1～1个半月。

重度情况下，韧带将会被撕裂，需要很长的时间恢复。在颈、肩疼痛的同时，还会出现整个头部的疼痛、头晕、呕吐、视力障碍等明显症状。

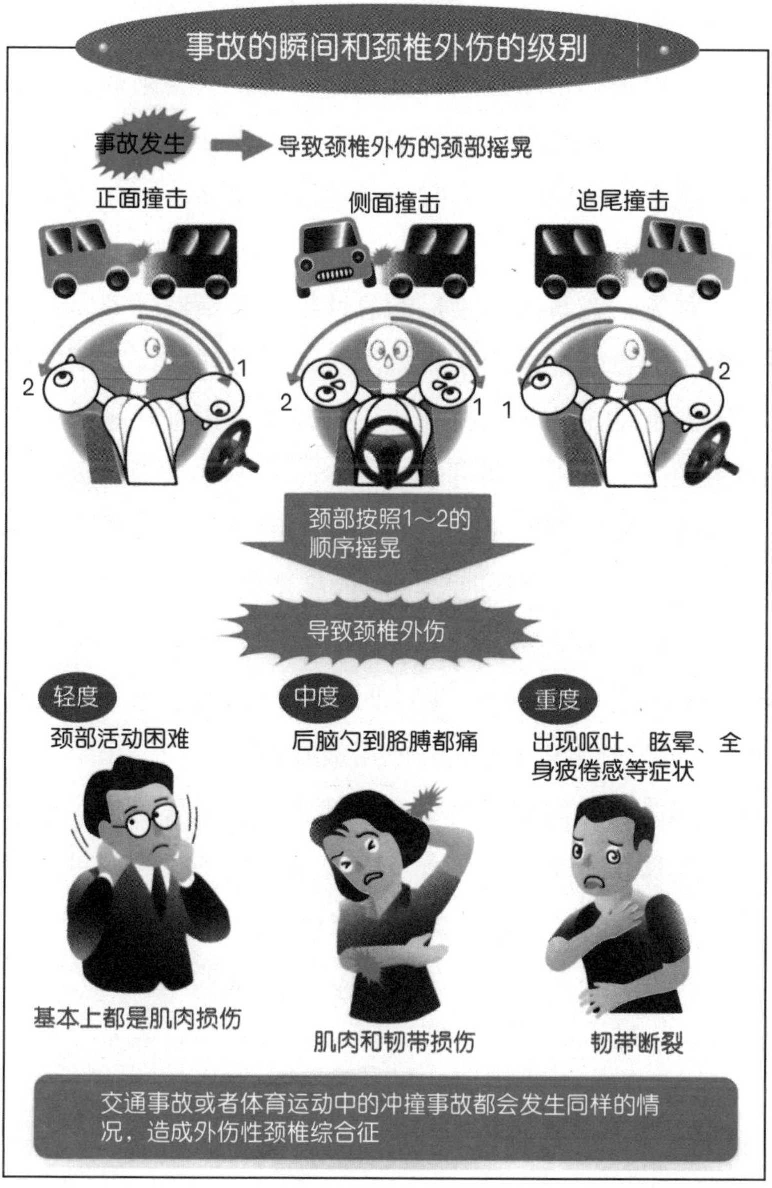

## 事故的瞬间和颈椎外伤的级别

事故发生 ➡ 导致颈椎外伤的颈部摇晃

| 正面撞击 | 侧面撞击 | 追尾撞击 |
|---|---|---|

颈部按照1～2的顺序摇晃

导致颈椎外伤

**轻度**
颈部活动困难

基本上都是肌肉损伤

**中度**
后脑勺到胳膊都痛

肌肉和韧带损伤

**重度**
出现呕吐、眩晕、全身疲倦感等症状

韧带断裂

交通事故或者体育运动中的冲撞事故都会发生同样的情况，造成外伤性颈椎综合征

### ◆ 在发生颈椎外伤后需要绝对静养和适当的治疗

即便是韧带断裂的重度颈椎损伤，只要采取正确的治疗基本上都是可以恢复的。但是如果在初期处理不当就会延长康复时间，有时还会造成后遗症，因此需要注意以下几点。

首先，在事故发生后的急性期需要绝对静养。在接受医生的诊断之前由于不知道具体的受伤情况，所以绝对不能乱动。为了保持静养，可以通过颈椎托等器械来固定颈部。此外，还可以通过冷却等方法来消除炎症。在疼痛比较剧烈时可以吃一些镇痛消炎药。如果需要买市面上的药物或器械时须要向药店咨询。

在度过事故发生后的5～6天的应急期之后，可以温热患部促进血液循环。起来时一般可以通过戴颈椎托来固定颈部，但是颈椎托的使用最好控制在1～1个半月以内。如果长时间使用会引起颈部肌肉力量衰退，这样就适得其反了。中度的情况下，采用这样的疗法就可以使症状好转，但是重度时要住院进行药物和物理治疗。

此外，有时在事故发生后没有出现明显症状，即便用X线片也无法发现异常，但是在数周或者数月之后却出现自主神经障碍，所以要多加留意。关于这一点我们将在后面介绍。

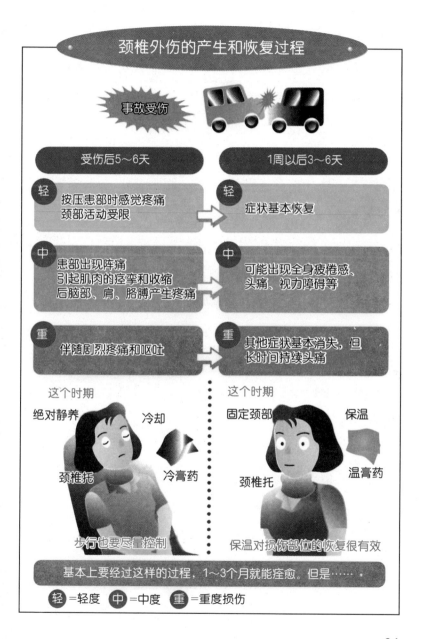

颈椎外伤的产生和恢复过程

事故受伤

| 受伤后5～6天 | 1周以后3～6天 |
|---|---|

轻 按压患部时感觉疼痛 颈部活动受限

轻 症状基本恢复

中 患部出现阵痛 引起肌肉的痉挛和收缩 后脑部、肩、胳膊产生疼痛

中 可能出现全身疲倦感、头痛、视力障碍等

重 伴随剧烈疼痛和呕吐

重 其他症状基本消失，但长时间持续头痛

这个时期
绝对静养　冷却
颈椎托　冷膏药
步行也要尽量控制

这个时期
固定颈部　保温
颈椎托　温膏药
保温对损伤部位的恢复很有效

基本上要经过这样的过程，1～3个月就能痊愈。但是……。

轻 =轻度　中 =中度　重 =重度损伤

91

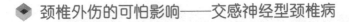

### 颈椎外伤的可怕影响——交感神经型颈椎病

颈椎外伤如果处理得当，1～3个月可以痊愈。但是过了很长时间症状也不见好转，自主神经系统也出现紊乱，这就是"交感神经型颈椎病"。

具体的症状有：头晕、头痛，耳鸣、听力低下等听觉障碍，视力低下、视野狭窄、眼睛疲劳、眼痛等视觉障碍，面部疼痛、面部潮红，疲劳感等。

关于这些症状的发生机制到目前还有许多没有查明，因此还没有能够彻底治疗的办法。

当事故发生3个月后出现的以上症状仍然没有改善时，需要在医院用药来改善椎骨动脉的血液循环、控制神经系统的异常。另外，为减少对神经和血管的压迫可以对颈椎进行牵引。根据情况，有时还可以通过固定颈椎的"椎体固定术"来改善症状。

患上交感神经型颈椎病后，除了肉体上的症状外，情绪消沉也容易对疾病产生不良影响。但是对于这一点并没有立竿见影的治疗方法，所以患者要有耐心地接受治疗。在日常生活中也要注意避免积累疲劳和压力。

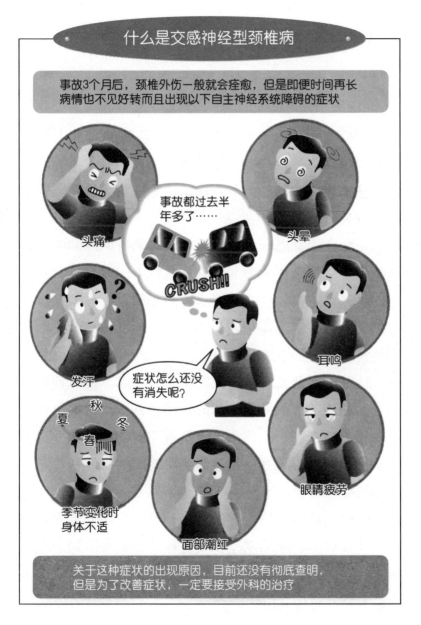

# 体育运动障碍引起的胳膊疼痛

## ◆ 过度使用综合征之————网球肘

在打喜爱的网球时，肘部或者胳膊的靠近上臂的部分发生疼痛；在写笔记时胳膊乏力或者肘周围感觉疼痛，这都属于"网球肘"的症状。专业的叫法是"肱骨外上髁炎"。

正如字面意思一样，网球肘在频繁打网球的人、经常使用手指精密作业的人和家庭主妇中比较多见。肘外侧的疼痛是主要症状，其特点是当翻转手腕或者保持不自然姿势的时候疼痛加剧。事实上，握网球拍时基本上都具备了这些条件。

这种障碍是由于"桡侧腕短伸肌"和"前臂伸肌"与骨骼相连部分的异常引起的。两者都位于肘关节外侧（拇指方向一侧），其中前者负责手腕的翻转，后者负责手指的屈伸。过度使用这两块肌肉的结果就是积劳并引起炎症和断裂，出现疼痛和乏力感。

这些症状出现后，首先要停止导致疾病的体育运动和工作并静养。然后观察恢复过程，如果可以用力或者握东西，就可以继续运动了。但是如果疼痛长时间不消失就要到外科接受治疗。

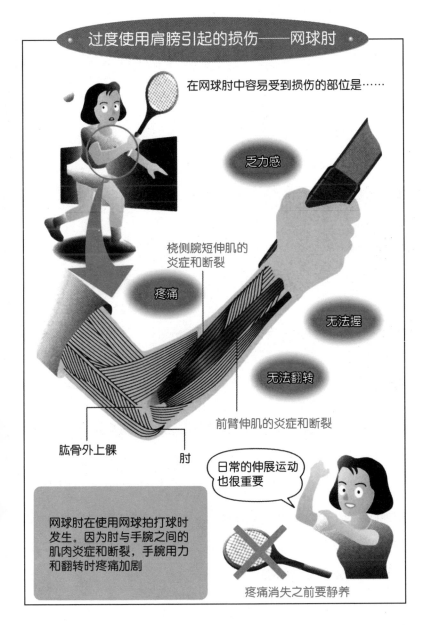

## 过度使用肩膀引起的损伤——网球肘

在网球肘中容易受到损伤的部位是……

乏力感

桡侧腕短伸肌的炎症和断裂

疼痛

无法握

无法翻转

前臂伸肌的炎症和断裂

肱骨外上髁

肘

日常的伸展运动也很重要

网球肘在使用网球拍打球时发生。因为肘与手腕之间的肌肉炎症和断裂，手腕用力和翻转时疼痛加剧

疼痛消失之前要静养

95

**医院就诊的流程**

◆ 确定疼痛原因需要医生的诊断

就如我们前面看到的一样，颈、肩、腕出现的酸痛原因各种各样，患者基本上无法自己做出诊断。此外，有可能潜藏着和您生命相关的重大疾病，请一定要记住这一点。

因为单纯的肩酸去外科看病的患者要比腰痛的少。不管症状轻微还是严重，为了尽早康复和避免错误的处理导致的病情恶化，很有必要到外科接受诊断。

那么，带着颈、肩、腕的问题到了外科时将接受什么样的诊断呢？

首先在初诊时会进行问诊、望诊和触诊。比如：什么时候开始出现什么样的症状、颈椎和肩部的形状和活动有无异常、哪里最痛等，这都是为了确定发病原因所要收集的必要信息。仅靠这三点基础诊断就可以断定疼痛诱因的例子有很多，但是如果考虑为某种疾病引起时，需要进一步依靠X线片来观察患部，或者用血液检查来判断是否有异常。

## 医生做出诊断的流程

初诊时最重要的目的就是收集关于症状的正确信息

① 问诊

● 哪里痛？
● 怎么个痛法？
● 疼痛开始有没有诱因？
● 大概什么时候开始痛的？
● 疼痛和开始时相比是否有所减轻？
● 以前是否有类似的症状？

② 望诊

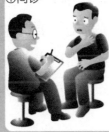

● 颈椎和肩的形状有无异常？
● 颈椎和肩的活动有无异常？
● 肿胀或者皮肤的颜色有无异常？
……医生将核实这些内容

③ 触诊

● 用手指按压时哪里痛？

加上

当怀疑是否患有某种疾病时，通过X线片的影像检查和血液检查来筛查

## ◈ 在使用针灸、推拿前应考虑先去医院确诊

一般情况下，认为"肩酸可能是一种特别的病"的人很少。因此，大家宁愿频繁地去小诊所也不去医院，而小诊所一般采用针灸、推拿疗法*。

假如世上所有的"肩酸"都是"未达到疾病程度"的肌肉疲劳的话，那么这样做也许没有太大问题。但是就如本章前面讲到的那样，有不少例子都是需要特殊治疗的。因此，在通过外科查明具体的肩酸原因之前就贸然使用民间疗法的话，不仅会耽误康复而且可能有导致病情恶化的危险。

那么正规的医院和用民间疗法的小诊所有什么样的区别呢？首先，在医院检查有无异常时基本上都是采用X线片来做影像诊断*。与之相对，在使用民间疗法的小诊所，这种诊断所必需的检查和医疗行为都不被采用。遗憾的是，在民间疗法的范围内进行的诊断基本上无法发现颈椎和肩关节等骨骼以及周边的组织是否有异常。

最近，随着传统医学的发展，医疗机构的治疗也开始吸收其中的精华，有不少效果良好的例子。因此，如果在接受医院检查的基础上按照医嘱来实践的话，那么民间疗法也将有助于改善症状。

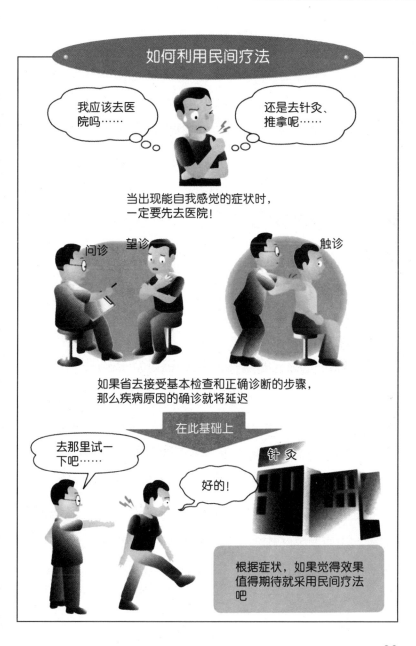

如何利用民间疗法

我应该去医院吗……

还是去针灸、推拿呢……

当出现能自我感觉的症状时，一定要先去医院！

问诊　望诊　　　　触诊

如果省去接受基本检查和正确诊断的步骤，那么疾病原因的确诊就将延迟

在此基础上

去那里试一下吧……

好的！

针灸

根据症状，如果觉得效果值得期待就采用民间疗法吧

## ◆ 颈、肩、腕症状的基本疗法

到医院接受治疗的最大目的就是，在急性期减轻炎症和通过提高肌肉力量来抑制疼痛，但这不是解决疼痛的最根本的治疗。真正意义上的症状改善和防止复发的措施体现在患者的日常生活中，而且只有长时间地坚持才能够出现效果。治疗的根本就是患者以积极向上的心态来应对，这一点无论是疾病性的肩酸还是肌肉疲劳性的肩酸都一样。

在医院，为了消炎镇痛首先采用静养疗法。特别是在急性期，只要不往患部增加负担，在什么都不做的情况下，疼痛也会大幅减轻。静养疗法中，可以采取在颈部戴颈椎托来固定的器械疗法。但是如果疼痛仍然不消失的话就需要借助药物的治疗效果，这叫药物疗法。

药物具有改善产生疼痛的肌肉紧张和血流障碍的功效，主要有消炎镇痛药、肌肉松弛药和维生素等。除了有内服药和外用药，还有直接在患部进行注射药物的方法。

促进血液循环可以采用电磁波、远红外线、激光照射等，还有称为石蜡浴*的温热疗法也值得期待。另外，为了缓解肌肉和韧带的收缩和紧张，有时也采用减少对患部压迫的牵引疗法。

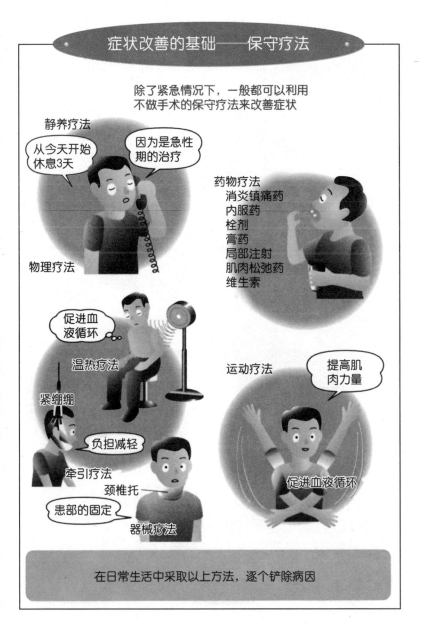

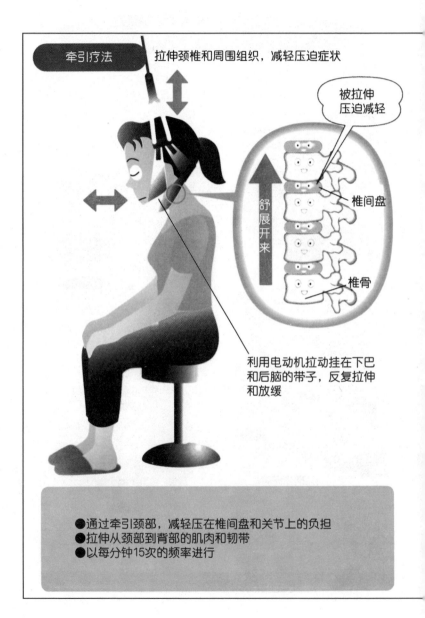

牵引疗法 拉伸颈椎和周围组织，减轻压迫症状

被拉伸压迫减轻

椎间盘

椎骨

舒展开来

利用电动机拉动挂在下巴和后脑的带子，反复拉伸和放缓

● 通过牵引颈部，减轻压在椎间盘和关节上的负担
● 拉伸从颈部到背部的肌肉和韧带
● 以每分钟15次的频率进行

## 器械疗法和牵引疗法

器械疗法 以固定颈椎和肩胛骨为目的

●软性颈椎托

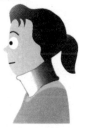

海绵材质
在家里可以用布缠厚纸来代替

●高领颈椎托

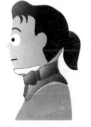

毛毡材质
可以支撑后脑和下巴，所以
稳定性更高

●肩胛骨背带

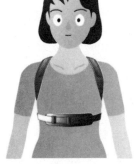
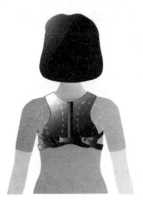

●可用于减轻颈部和肩胛骨周围的负担
●佩戴后可以矫正姿势
●可以减轻肩关节不适和胸廓出口综合征（参照70页）症状

◈ **改善症状的终极手段——手术**

治疗颈椎相关疾病的方法中还有手术，是当前面介绍过的各种治疗方法无法奏效时采用的终极手段。在脊椎当中，特别是颈椎中穿行着各种神经和血管，属于敏感的部位，所以是否采取手术要在慎重探讨的基础上决定。

比如：颈、肩障碍给日常生活带来困难的程度、神经障碍有多严重等可以作为判断标准之一。

考虑手术的有：变形性颈椎病、颈部椎间盘突出和重症后纵韧带骨化病。不管哪一种都是以切除压迫脊髓的部分为手术目的。具体的方法是切除脊椎前面（腹侧方向），从此处取走病变部分，称为"颈椎固定术"。在切除病变部分后，需要进行骨骼移植来恢复骨骼形态，移植的骨骼完全定型需要3~4个月的时间，这期间可以使用颈椎托来固定。此外，如84页介绍的那样，因椎管本来就狭窄造成压迫神经的情况，需要切除颈椎后侧骨骼，扩大椎管的横截面积，这叫"脊椎管扩大成形术"。

目前，随着医疗技术的发展，各种手术方法都已被认可，但是在进行手术之前积极地改善症状才是最理想的治疗方法。

## 治疗颈椎疾病的代表性手术

考虑手术的情况有……
- 由于疾病和构造上的原因，造成脊髓严重压迫时
- 保守疗法无法改善症状时

### 手术方法1　颈椎固定术

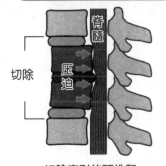

切除变形的颈椎和
突起、肥大的韧带

切除部分要进行骨骼移植

### 手术方法2　脊椎管扩大成形术

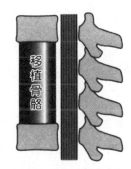

脊髓通过的椎管原本
就狭窄，易导致脊髓
被周围组织压迫

切开椎管后方，在开
放部分植入骨骼

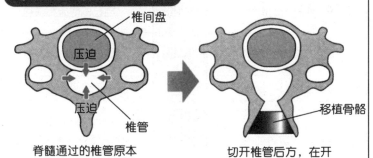

通过这些方法消除对脊髓的压迫来改善症状

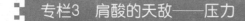

专栏3　肩酸的天敌——压力

我们在42页提到，慢性的肩酸在很大程度上受到精神压力的影响。那么具体来讲，我们在哪些方面感受到压力呢？

回答被日常的压力困扰的男性占38.6%，女性占45.4%。

其具体内容按照不同性别来看的话，首先男性感受压力最多的是"和工作有关的事情"，占到感受到压力人数的48.7%。压力的一半都是来自工作。以下按照顺序是"自己的健康和疾病""收入、家庭开支和欠款""将来，老了以后的收入""家人以外的人际关系"。

女性压力中最多的是"自己的健康和疾病"占29.7%。以下顺序是"和工作有关的事情""　收入、家庭开支和欠款""家人以外的人际关系""家人的健康和疾病"。

| 男性压力 | | 女性压力 |
|---|---|---|
| 和工作有关的事情 | 第1位 | 自己的健康和疾病 |
| 自己的健康和疾病 | 第2位 | 和工作有关的事情 |
| 收入、家庭开支和欠款 | 第3位 | 收入、家庭开支和欠款 |
| 将来，老了以后的收入 | 第4位 | 家人以外的人际关系 |
| 家人以外的人际关系 | 第5位 | 家人的健康和疾病 |

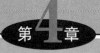

第4章

# 预防肩酸的生活
# 方式

## 远离肩酸需要注意哪些

### ◆ 首先必须考虑的事情有哪些

　　要想消除颈、肩酸而且防止复发，有什么最有效的方法呢？也许会想到身边的止痛药吧。的确，通过服药可以减少疼痛。但是，这只不过是给疼痛盖上了止痛药的"盖子"，如果药效消失后，那么"盖子"就会被去掉，依然会再次产生疼痛的烦恼。如果只是重复这样的过程，那么肩酸是不可能彻底消失的。

　　但是，很遗憾的是我们周围患肩酸的人，基本上都是一疼痛就吃药，然后就什么都不做。

　　对于肩酸来说，要想消除病根，最有效的方法并不是连续不断地用药，而是要逐一改变生活习惯和解决生活环境当中潜在的问题。是否能够切实做到这一点，和症状有很大的关联。

　　在本章中，我们将具体地说明如何消除"引起肩酸的三大诱因"。如果能够早日做到这些要点，相信一定能够摆脱肩酸的威胁，过上舒适的生活。这些简单易行的方法，一定要在日常生活中做到。

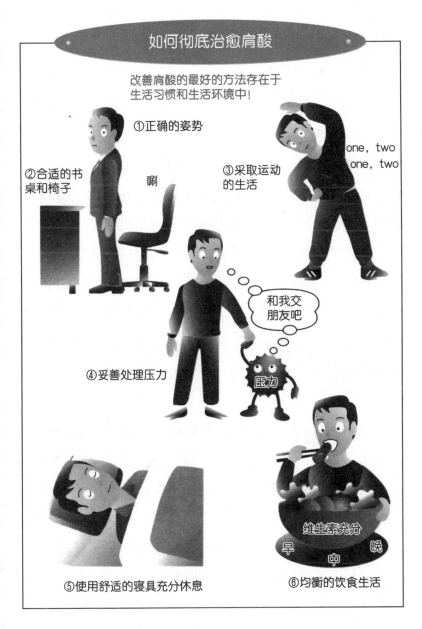

如何彻底治愈肩酸

改善肩酸的最好的方法存在于
生活习惯和生活环境中!

①正确的姿势

②合适的书
桌和椅子

喇

③采取运动
的生活

one, two
one, two

④妥善处理压力

和我交
朋友吧

压力

⑤使用舒适的寝具充分休息

⑥均衡的饮食生活

维生素充分

早　中　晚

109

# 改善肩酸的第一步从正确姿势开始

## ◆ 姿势的要点——竖直站立

人的身体为了能够保持竖直站立的平衡，呈S形曲线。尽管这样说，我们却很难有机会能够直接看到我们的脊椎形状。因此，很遗憾，大部分人都是因为常年的生活习惯，打破了S形，转变成了错误姿势。

错误的姿势导致肌肉疲劳，成为肩酸的元凶。这里请记住保持正确姿势的方法，然后要每天坚持练习。刚开始的时候可能会因为不适应，反而觉得容易疲劳，但是如果放弃的话就前功尽弃了。一定要有耐心地练习，直到即便在毫无意识的情况下也能够保持正确的站立姿势。

我们这里有一个站立时是否保持正确S形的标准，就是当从旁边看的时候，耳孔、肩、股骨关节中央、膝关节中央、脚踝连接起来要成直线。保持这个姿势的要点是抬头并微收下巴，伸直脖子和脊背，保持双肩处于相同高度。此外，用力收腹的话，胸部就会自然挺起，这样就容易保持正确姿势了。快来试试吧。

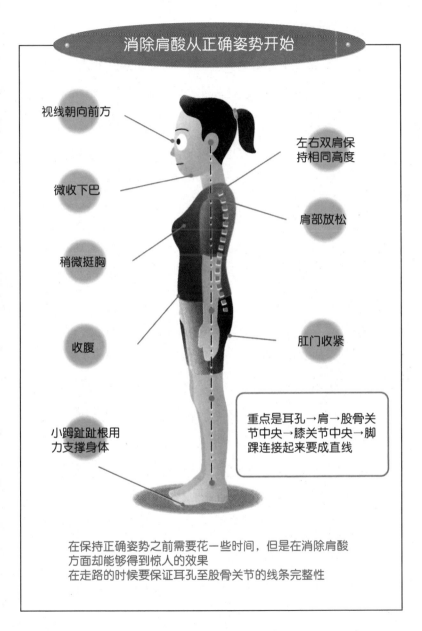

消除肩酸从正确姿势开始

视线朝向前方

微收下巴

稍微挺胸

收腹

小姆趾趾根用力支撑身体

左右双肩保持相同高度

肩部放松

肛门收紧

重点是耳孔→肩→股骨关节中央→膝关节中央→脚踝连接起来要成直线

在保持正确姿势之前需要花一些时间，但是在消除肩酸方面却能够得到惊人的效果
在走路的时候要保证耳孔至股骨关节的线条完整性

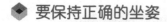

### ◆ 要保持正确的坐姿

不管站立时的姿势多么正确，如果其他姿势不正确的话也不能够消除肩酸。比如：当坐下时不经意的盘腿、向前倾腰，或者下巴向前突起等。在家里放松时，如果盘腿坐或者侧身坐的话会使颈、肩、背的肌肉紧张。也就是说习惯不好的一些姿势会导致肩酸。此外，这些姿势不仅会导致肩酸，也会导致脊柱侧弯*、骨盆变形*等。

要保持正确的坐姿，除了要挺直脊背外还需要选择合适的桌子和椅子。

此外，和保持正确的姿势同样重要的就是不能够长时间保持相同的姿势。不管多么正确的姿势，如果长时间保持的话就会使相同的肌肉持续收缩。这样以来就会导致血液循环不畅，肌肉就会积劳，从而就会陷入肩酸的恶性循环。

为了防止血液循环不畅，必须维持肌肉收缩和松弛所达到的泵血效果。因此就要时不时地活动身体，借此来缓解肌肉的紧张。

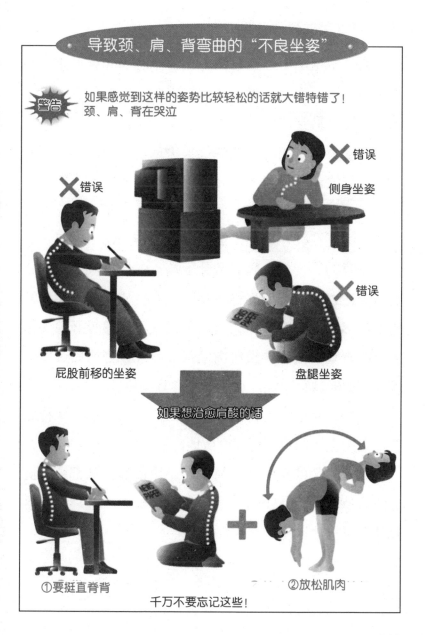

导致颈、肩、背弯曲的"不良坐姿"

警告 如果感觉到这样的姿势比较轻松的话就大错特错了！
颈、肩、背在哭泣

✕ 错误
侧身坐姿

✕ 错误

✕ 错误
盘腿坐姿

屁股前移的坐姿

如果想治愈肩酸的话

①要挺直脊背 + ②放松肌肉

千万不要忘记这些！

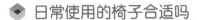 日常使用的椅子合适吗

在日常生活中，坐在椅子上工作的场合有很多。为了消除肩酸，保持正确坐姿固然重要，但选择适合身体的椅子也很重要。

当坐下的时候，给身体带来负担最小的椅子具有以下几点要素。首先当深坐时，椅子高度要保证双脚能够挨地，膝盖比臀部略高，而且膝关节成直角。对日本人来说，高度在38～55厘米能够调节的椅子比较理想。而且，靠背的高度要达到肩胛骨下端，弹性材质要符合背部的曲线，座面要使用稍微硬一点的材质。如果靠背的高度和形状不符合身体构造，那么就不能够很好地支撑上身的重量，就会导致肌肉紧张。此外，当座面过度柔软时，腰部就会下沉，从而导致脊背弯曲。

此外，对于长时间从事伏案工作的人，使用保持膝关节大于直角的椅子可以有效地降低颈、肩的负担。

此外，像沙发一类的椅子，无论如何腰部都会下沉造成脊背弯曲，这个时候最好在背部放入一个靠枕，这样就可以有效地防止脊背弯曲。

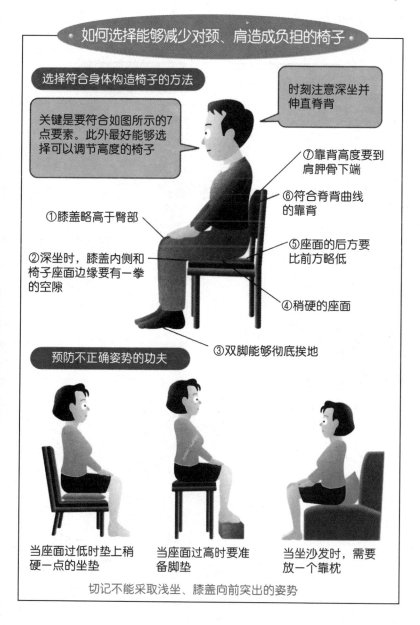

如何选择能够减少对颈、肩造成负担的椅子

选择符合身体构造椅子的方法

时刻注意深坐并伸直脊背

关键是要符合如图所示的7点要素。此外最好能够选择可以调节高度的椅子

⑦靠背高度要到肩胛骨下端

⑥符合脊背曲线的靠背

①膝盖略高于臀部

⑤座面的后方要比前方略低

②深坐时，膝盖内侧和椅子座面边缘要有一拳的空隙

④稍硬的座面

③双脚能够彻底挨地

预防不正确姿势的功夫

当座面过低时垫上稍硬一点的坐垫

当座面过高时要准备脚垫

当坐沙发时，需要放一个靠枕

切记不能采取浅坐、膝盖向前突出的姿势

### ◈ 确认驾驶时的坐姿

现在日常的驾车再平常不过了。但是，如果仔细观察驾驶中的姿势时，就会发现这里潜藏着导致肩酸的诱因。

因此，我们这里列举一些远离肩酸的驾驶姿势。请参考这些来调整座位的位置。

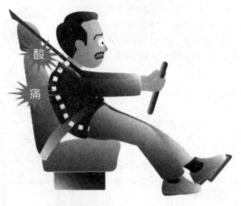

不正确的驾驶姿势

如果座位过低就会导致膝盖前伸，会增加脊椎的负担

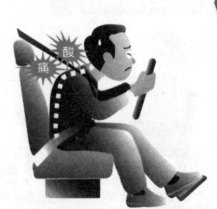

即便是座位位置合适，如果有向前伸头毛病的话也会加大颈部的负担

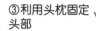

## 避免积劳的驾驶姿势

正确的驾驶姿势

③利用头枕固定头部

为了避免积劳，要参照这5个标准来设定座位位置

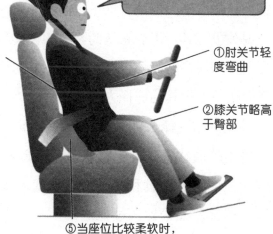

④当手持方向盘时保证脊背自然伸直

①肘关节轻度弯曲

②膝关节略高于臀部

⑤当座位比较柔软时，在背部放入靠枕

停车时，在确保安全的基础上勤做体操，放松肩部也很重要

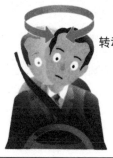

转动头部等

上下活动肩膀

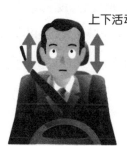

117

# 通过选择适当的寝具来消除肩酸

## ◆ 重点是枕头的高度和褥子的硬度

从工作和琐事中解放出来，睡眠可以说是我们一天当中最放松的事情。但是，这里也潜藏着肩酸恶化的危险。比方说关于寝具，不少人认为习惯的寝具就是最好的。但事实上，即便是习惯的也有对身体不好的。因此，我们在这里介绍一下寝具的选择方法和睡眠姿势。

1.枕头的选择方法。选择枕头最重要的就是要适合颈椎原本的曲线，因此高度是最大的问题。比如枕头过高时，颈部的竖脊肌和韧带就会过度紧张，就容易引起落枕。相反，如果枕头过低的话，头部的重量就会直接作用于颈部，导致颈部后展，造成椎间盘损伤。

因此，成人应该选择高度为5～7厘米、材质偏硬的枕头，这个高度可以使颈椎保持正常的曲线，不会给肌肉和韧带带来额外的负担。对于有侧卧习惯的人，选择高度稍微高点的15厘米左右的枕头即可有效地避免肌肉向任何一方过度地用力。

## 什么样的枕头不增加颈、肩负担

**枕头的3个条件**

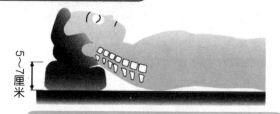

5~7厘米

1 保持颈椎自然曲线的高度
2 采用下陷较少、硬度偏大的材质
3 枕头宽度略大于肩宽

**这样的枕头不行！**

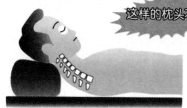

过高
颈椎弯曲过大，容易造成
韧带损伤

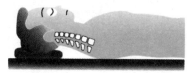

过低
颈部后展，无法缓解肌肉
和椎间盘的紧张

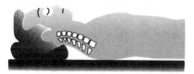

过软
枕头过软时，如果不能够保持
5~7厘米的高度就毫无意义

增加颈椎负担的枕头容易导致落枕！

2.褥子的选择方法。如果不使用硬度适中的褥子就会给从肩到腰的各个部位带来很大的不良影响，因此需要格外注意。在改善颈、肩的症状时不能够仅仅考虑颈、肩的情况，这是因为椎骨是从颈部到骨盆的一个结合体，如果其中的任何一部分出现问题，其影响就会反映在整个脊椎。比方说褥子太软时，背部和臀部的下陷会加大腰部的负担。当褥子太硬时，也会使腰部上浮，增大腰部的负担。不管哪一种情况，腰部都会不自然地翻起，这都会加大颈、肩的负担。

为了避免这种不良影响，需要选用身体下沉3厘米左右的稍微偏硬的褥子。而且，我们要注意与118页1中列举的适当枕头组合使用。

3.睡眠姿势。前面选择了正确寝具，那么我们下一步就要考虑正确的睡眠姿势。这里特别需要注意的是用俯卧姿势睡觉的人。因为这种姿势肚子着床，腰部后展负担增大。此外，趴下时面部要侧转几乎成90度角，因此对腰、颈的负担都很大。如果在腹部垫上一个卷毛巾可以一定程度上减少腰部负担，但是考虑到颈部的负担，所以这不是值得推荐的姿势。

在以上要点的基础上，参照右边的图片，积极改善我们的睡眠环境吧。

## 确认褥子和睡眠姿势

### 不增加身体负担的褥子

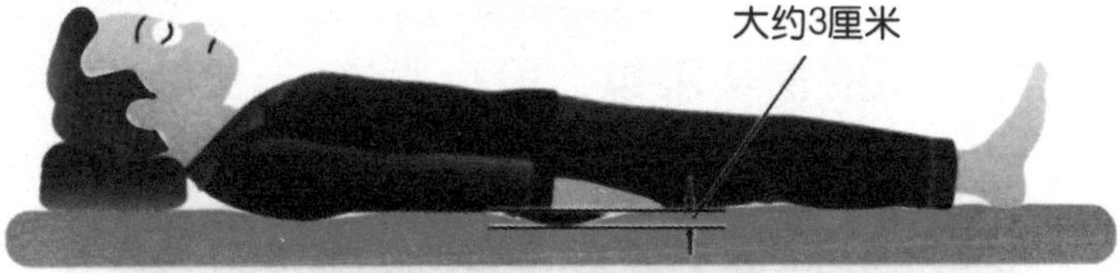

大约3厘米

仰卧时，腰部能够下沉3厘米的褥子最理想

### 不伤害颈、腰的姿势

仰卧时弯曲双腿

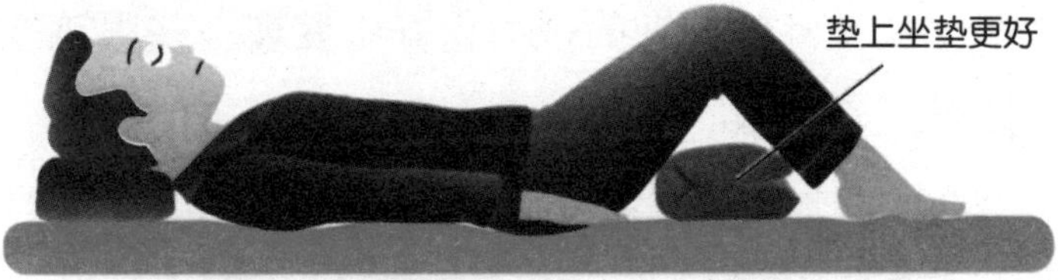

垫上坐垫更好

侧卧时，大腿部稍微弯曲

经常侧卧的人要选择稍高一点的枕头

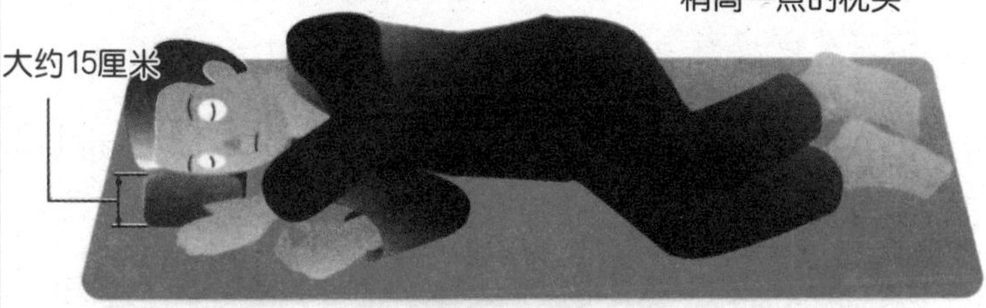

大约15厘米

为了不把疲劳带到明天，要选择适当的寝具并采用正确的睡眠姿势！

121

**再次确认容易忽视的日常用品**

◆ 框架眼镜、隐形眼镜、鞋子、手提行李也可导致……

　　这里举出的框架眼镜、隐形眼镜、鞋子、行李等也许是再正常不过的日常用品，但是一般情况下很难把这些和肩酸联系起来。但是，如果选择不正确就有可能导致眼睛疲劳和姿势不正确。这里我们列举个别日常用品，来看一下其中的问题吧。

　　1.框架眼镜、隐形眼镜。当我们佩戴框架眼镜或者隐形眼镜后，只要不坏或破碎一般都会持续用上很长时间。即便是在每年定期的视力检查中发现一些眼镜度数上的偏差、看东西吃力，也会坚持使用原来的眼镜。但是，这个"看东西吃力"的状况，就会在不知不觉当中导致产生肩酸的姿势。

　　具体来说，不能够有效提高视力的框架眼镜或者隐形眼镜会导致使用者在看东西时无意识地做出伸出脖子、面部靠近物体的动作。这样的动作就会使颈部的竖脊肌过度紧张，对肩和胳膊的姿势产生不良影响。当感觉看物体稍微有点模糊时就应该到眼科接受视力检查，佩戴适合视力的框架眼镜或者隐形眼镜。

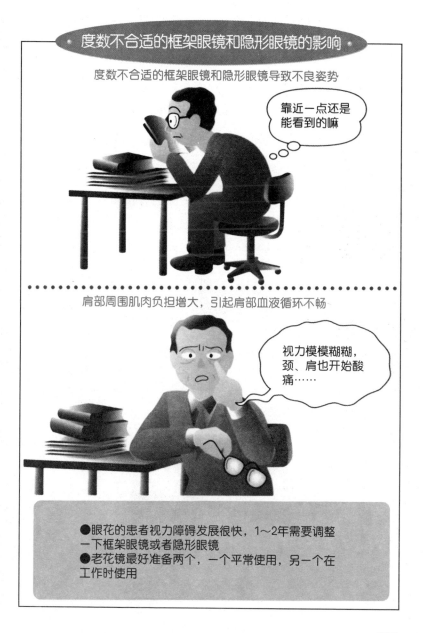

2.鞋子。为了预防肩酸，保持脊椎S形曲线的正确姿势站立是很重要的，为了做到这一点，还需要合适的鞋子。选择合适的鞋子需要做到以下几点。

首先，鞋跟为1～2厘米的比较好，而且脚尖部位要有适当空隙，鞋面能够刚好包裹脚面和脚跟的最为理想。

不过，如果脚跟容易打滑或者鞋底过硬的话就会把脚部着地时的冲击直接传达给腿和腰直达脊椎，不值得推荐。

要想选择完全合适的鞋子需要在专卖店接受鞋子技师的建议。

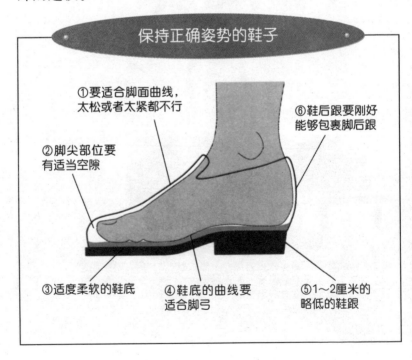

保持正确姿势的鞋子

①要适合脚面曲线，太松或者太紧都不行

⑥鞋后跟要刚好能够包裹脚后跟

②脚尖部位要有适当空隙

③适度柔软的鞋底

④鞋底的曲线要适合脚弓

⑤1～2厘米的略低的鞋跟

3.手提行李。大家在提东西的时候是否习惯只用固定的某一只手呢？这会导致脊柱侧弯、左右肌肉不均衡等，要尽早改掉这个习惯。

这是因为，在主诉肌肉性疲劳的肩酸患者中，有不少人出现经常拿行李一侧肩胛骨上耸的症状。为了预防这一点就要避免长时间用同一只手来拿行李，采用左右交换或者是左右均衡的提法。

此外，双肩包在左右重量均衡方面很理想，但是背包时身体容易前倾，造成猫背，需要注意。

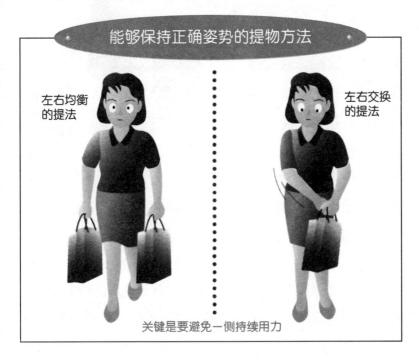

能够保持正确姿势的提物方法

左右均衡
的提法

左右交换
的提法

关键是要避免一侧持续用力

# 来检查一下生活习惯吧

### ◆ 家庭环境的检查

在家里潜藏着许多导致疼痛的动作和环境，这些都容易给颈、肩、腕带来负担。我们来检查一下特别需要注意的地方吧。

1.厨房中充满了肩酸隐患。首先，这是在厨房中做家务的注意事项。这里给手腕带来沉重负担的情况有很多。比如在做饭的时候，如果案板太低

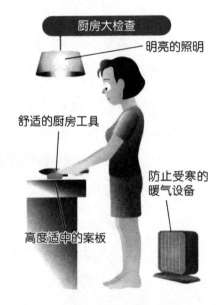

厨房大检查

明亮的照明

舒适的厨房工具

防止受寒的暖气设备

高度适中的案板

的话，脊背就要向前弯曲，手腕也要非自然地弯曲。相反，如果案板太高，肘和手腕就必须保持悬空的状态，仍然会加大负担。

为了改善这样的症状，可以利用椅子和脚垫，保持适当的高度来做饭。此外，关于工具，如果使用不锋利的菜刀，那么在切东西时手腕必须用力；太重的锅也会

增加颈、肩、腕的负担。因为这些工具是每天都要使用的，所以一定要选择使用舒服的。

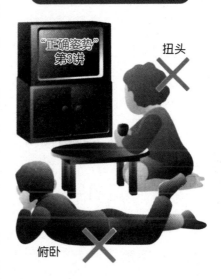

放松时也要注意

"正确姿势"第3讲

扭头

俯卧

做饭时充分的照明也很重要，如果眼前很暗就会下意识地前倾身体，所以在照明方面也要注意。

2．预防肩酸的大敌——"受寒"。受寒会导致肩部血液循环不畅，所以一定要注意调节室内温度。如果没有调节温度的设备，就需要穿上保温效果良好、活动方便的衣服，防止颈、肩、胸部和腿部受寒，或者通过适度活动身体来促进血液循环。

3．保持正确姿势的生活方法。即便是在悠闲地放松的时候也不能大意。比方说大幅把脖子扭向一侧看电视时，脊椎就会弯曲，使特定的肌肉产生紧张，容易导致肩酸。长时间看电视的时候，要尽量坐在电视的正对面。此外，趴下用胳膊支着头看电视或者读书的姿势，也会给颈、肩带来很大的负担，应该纠正。

127

### ◆ 办公环境的检查

随着办公室自动化的快速发展，电脑、打字机的使用导致的肩酸、眼睛疲劳已经成为严重的问题。这里我们举出了办公室需要注意的要点，可供参考。

1.适合办公的椅子。选择椅子的基本方法我们在114页已经介绍过了，但是提到办公用的椅子，还有几点值得注意的事项。首先，座面要可以调节。高度以坐下来脚挨地膝关节成90度弯曲，身体与腿成90度以上弯曲为准。如果脚不能够完全挨地的话就意味着座面太高了，需要在脚下放置一个高度合适的脚垫。相反，如果身体与腿的角度小于90度，就意味着椅子太低了。在深坐椅子时，座面的边缘要和膝盖内侧有一拳的间隙，而且座面边缘要呈圆弧状。假如没有这个间隙和圆弧边缘就容易压迫腿部的血管。

靠背也是要点。高度要高于脊背中央，采用符合背部曲线的弹性材质，而且要向后有5度~10度的倾斜，如果靠背固定过紧就会导致疲惫。当工作时，上半身靠着靠背成100度角的姿势是对身体负担最小的。此外，为了减少肩、腕的负担，最好选用带有扶手的椅子。

## 如何选择适合办公的椅子

椅子的好坏决定了颈、肩的疲劳程度

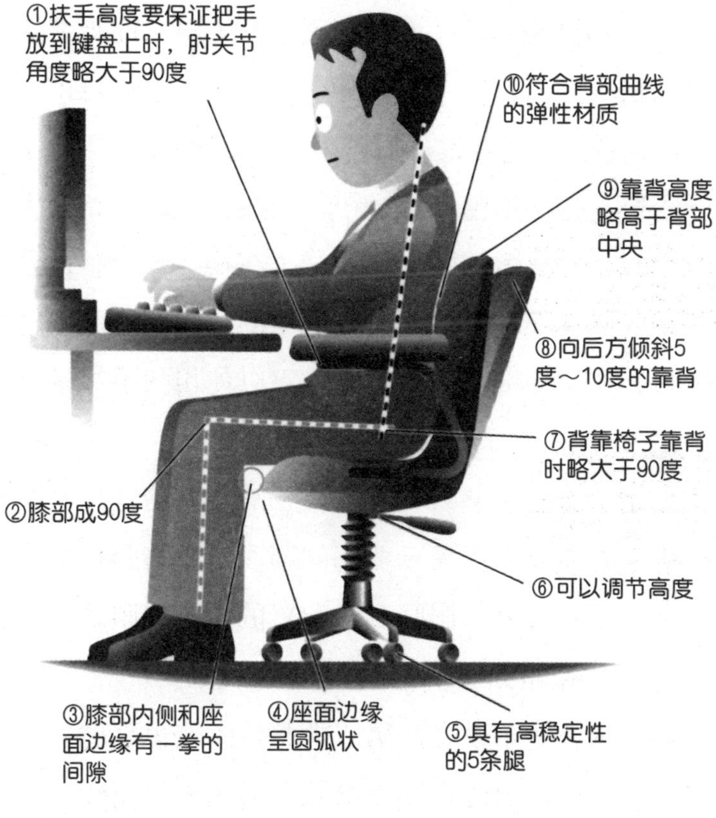

①扶手高度要保证把手放到键盘上时，肘关节角度略大于90度

⑩符合背部曲线的弹性材质

⑨靠背高度略高于背部中央

⑧向后方倾斜5度～10度的靠背

⑦背靠椅子靠背时略大于90度

②膝部成90度

⑥可以调节高度

③膝部内侧和座面边缘有一拳的间隙

④座面边缘呈圆弧状

⑤具有高稳定性的5条腿

最近，从人体工程学的角度出发在不断改良办公用椅的结构

但是，即便准备无限完美的椅子，如果坐姿不正确的话，健康也将成为泡影

2.适合办公的桌子。放上键盘能够舒适工作的桌子需要合适的高度，就是当坐在通过128页1选出的椅子上时，把手放到键盘上肘关节成90度。对日本人来说，一般以65～70厘米为准。而且在桌面与大腿之间需要能够自由跷腿的空间，这个空间如果不充分就不能自由地活动身体，也不能适度地伸展，无法缓解紧张。

此外，在使用键盘时，手腕要放在桌面上，为了不压迫手腕，需要弧形的桌面边缘。在操作键盘时，桌面的大小要能够保证手腕到肘部的空间。当不能保证这个空间时，为了保证姿势的稳定，可以使用扶手等辅助用具。

3.显示器的调整。为了减轻和肩酸有着直接关系的眼睛疲劳，还要考虑显示器的问题。对眼睛负担最小的条件是：字号较大，眼睛到显示器的距离和眼睛到资料的距离基本相同以确保眼前内容不出现闪变。

第一调整显示设定。第二调整灯光避免直射，盖上灯罩。第三可以通过调节办公桌等方法来避免频繁交替地看距离不同的东西。下面逐一看一下要点吧。

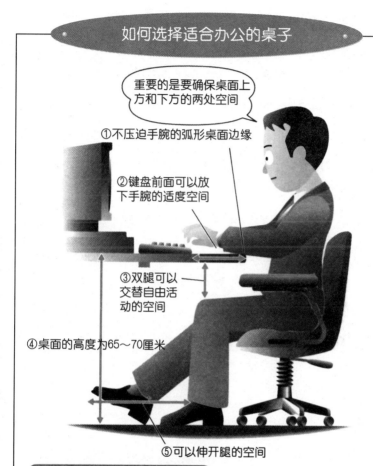

## 如何选择适合办公的桌子

重要的是要确保桌面上方和下方的两处空间

①不压迫手腕的弧形桌面边缘

②键盘前面可以放下手腕的适度空间

③双腿可以交替自由活动的空间

④桌面的高度为65～70厘米

⑤可以伸开腿的空间

**桌面过高时……**

●肘关节的角度变小，胳膊的重量就会挂在肩上，容易疲劳
●需要抬头来保持稍高的视线，增加颈、肩的紧张

**桌面过于狭小时……**

●使用键盘时，没有放置手腕的空间，手腕处于悬空状态，导致胳膊麻木和肩酸

4.显示器的高度。为了不增加颈、肩、眼睛的肌肉疲劳，显示器的高度很重要。为了减少负担，要把显示器高度控制在水平视线上面5度以内的范围里。人类的自然视野是这个5度以下的范围，但是把显示器放在高出这个范围的人似乎很多。如果持续盯着高出正常视线的显示器，因为需要抬头，颈部的竖脊肌就会紧张，所以容易出现肩酸。

相反，如果是笔记本的话，显示器的位置就容易低于正常的视野范围。这时需要做出弯背和下巴向前突的姿势，长时间的操作也会导致肩酸。

5.键盘的调整。键盘的位置也会影响从手腕到肩的负担。当键盘过高时，手腕就要不自然地上翻，这样负担就会变大。手腕上翻严重时需要在桌面上垫上垫子来调整，此外，双手之间距离过小也会导致两个手腕向外翻，需要纠正这些不良习惯。

6.办公室的室内温度和湿度。办公室内是否有舒适的温度和湿度也和肩酸的发生有一定的关系。空气干燥时眼泪的蒸发量就比较大，眼球表面容易因干燥而受伤，引起"眼干症"。因为这和导致肩酸的眼睛疲劳有密切关系，所以当感觉到眼睛发涩时要多眨几下眼睛或者点一些眼药来防止眼干。

此外，多人在一起办公的场合比较多，人们对温度的感觉情况因人而异，对于害怕冷气或者患寒症的人，需要准备外褂和毛毯来应对。

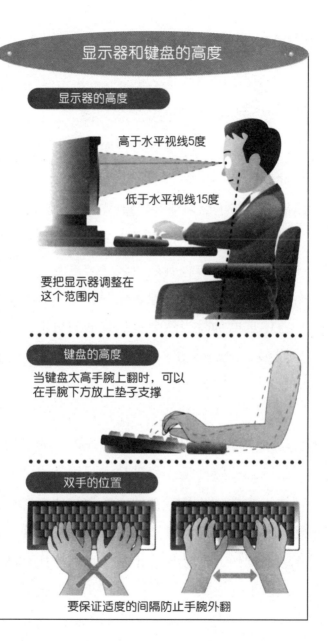

显示器和键盘的高度

显示器的高度

高于水平视线5度

低于水平视线15度

要把显示器调整在这个范围内

键盘的高度

当键盘太高手腕上翻时，可以在手腕下方放上垫子支撑

双手的位置

要保证适度的间隔防止手腕外翻

## 对消除肩酸行之有效的饮食生活

### ◆ 预防生活习惯病的饮食很有效

为了改善疲劳性肩酸，切不可忘记延迟老化保持身体健康。为了做到这一点首先要重新审视生活习惯，采取能够预防生活习惯导致疾病*的正确饮食。

预防生活习惯导致疾病的饮食*，不仅能够保持身体的年轻而且还具有预防肥胖的效果，对预防肩酸也很有效。肥胖能带来各种各样的弊端，肩酸就是其中的一种。体重增加时当然会增加脊椎的负担，容易导致颈、肩周围肌肉的疲劳。此外，发胖后的身体也会变得慵懒，容易缺少运动。

为了逐步解决这样的问题，首先有必要了解肥胖度。以右边的图中所表示的计算方法为参考，来检查一下自己的肥胖度吧。如果超出了正常值，就需要重新审视饮食生活，在日常生活中多做运动，燃烧多余能量。这样每日努力的结果，不仅可以消除肩酸，还可以使血压、胆固醇、血糖靠近正常值。请记住，减肥具有一石二鸟以上的效果。

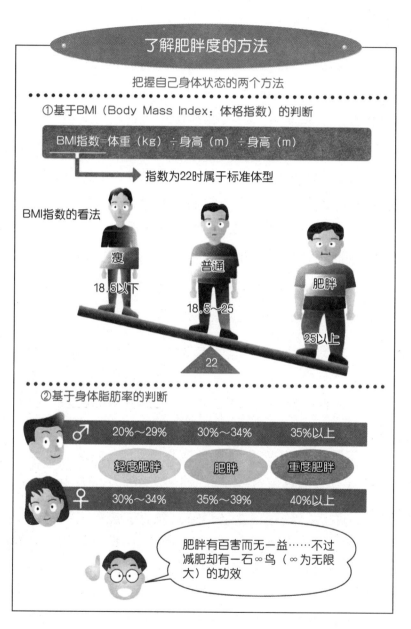

了解肥胖度的方法

把握自己身体状态的两个方法

①基于BMI（Body Mass Index：体格指数）的判断

BMI指数=体重（kg）÷身高（m）÷身高（m）

指数为22时属于标准体型

BMI指数的看法

瘦
18.5以下

普通
18.5～25

肥胖
25以上

22

②基于身体脂肪率的判断

♂ 20%～29%　30%～34%　35%以上

轻度肥胖　肥胖　重度肥胖

♀ 30%～34%　35%～39%　40%以上

肥胖有百害而无一益……不过减肥却有一石∞鸟（∞为无限大）的功效

## ◆ 切断肩酸循环的营养素

引起肌肉疲劳性肩酸的最大原因就是血液循环不畅。颈、肩周围的血液循环不畅，就会使肌肉中堆积代谢垃圾，引起疼痛，陷入恶性循环。这一点我们在36页进行了说明。其实，一些有效的营养素可以切断这种循环。患肌肉疲劳性肩酸的人，今后需要留意这些营养素的摄取是否充足，必要时调整饮食生活。

首先是摄取有利于血液循环的维生素E。这是一种促进血液循环的营养素，具有抑制动脉硬化的功能。如果摄取不足就会使肌肉失去弹性、肌肉力量减退，也容易使肌肉受伤。在鳗鱼、南瓜、大豆制品和植物油、坚果类当中富含这种维生素，把这些加入到我们的日常菜单吧。

此外，沙丁鱼、竹荚鱼、青花鱼等青鱼富含的DHA（二十二碳六烯酸）、EPA（二十碳五烯酸）具有促进血液循环的作用。

在肌肉当中所堆积的代谢垃圾中有乳酸，而柠檬酸可以有效地分解乳酸。富含柠檬酸的食品有梅干，柠檬、酸橘、丑橙等酸味较强的柑橘类中含量也很高。最近，为了预防生活习惯病，不摄入盐而食用柑橘类的做法经常被提到，这是在消除肩酸方面发挥着强大威力的出色方案。

## 利用饮食生活来切断肩酸循环

有些营养素可以切断肩酸循环！

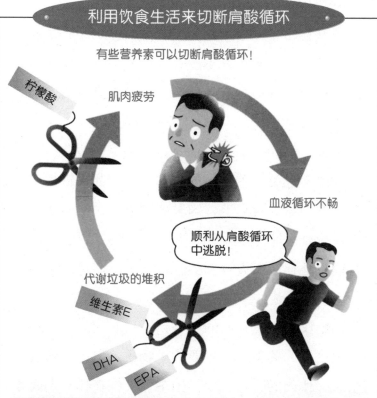

柠檬酸

肌肉疲劳

血液循环不畅

顺利从肩酸循环
中逃脱！

代谢垃圾的堆积

维生素E

DHA

EPA

|  | 效果 | 含量丰富的食品 |
|---|---|---|
| 维生素E | 促进血液循环，提高自主神经功能 | 鳗鱼、南瓜、大豆制品 |
| DHA、EPA | 促进血液循环，是肌肉细胞膜的材料 | 青鱼 |
| 柠檬酸 | 促进代谢垃圾之一的乳酸分解 | 梅干、梅肉果冻、酸味较强的柑橘类 |

饮食生活不规律的人，除了要注意均衡饮食，同时还要积极地摄取以上物质

137

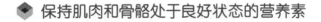 保持肌肉和骨骼处于良好状态的营养素

巧妙摄取能够保持肌肉和骨骼健康的营养素也有助于消除肩酸。尽管有不少人知道肌肉的生长离不开优质的蛋白质，却很少有人知道：为了促进肌肉的功能，钾、镁、钙3种矿物质*也是不可缺少的。

钾是广泛存在于大豆、土豆、黄绿色蔬菜、水果中的矿物质。它关乎着肌肉的收缩运动，如果钾离子不足的话肌肉力量就会衰退，容易感到疲劳。这种离子在我们摄入盐分过量时会排出体外，所以要注意摄取方法。

镁广泛存在于大豆制品、黄绿色蔬菜和水果中，可以帮助肌肉松弛，镁离子不足会导致肌肉质量下降。

钙不仅是构成骨骼的材料，还与肌肉、神经和细胞有着很密切的关系，是重要的矿物质。但是，随着年龄的增长，体内的吸收就变得困难。女性在怀孕期间或者是闭经后，骨中的钙质会明显减少，所以一定要注意积极地摄取。富含钙质的食物有牛奶、酸奶等乳制品，鹿尾菜等海藻类，小鱼、蚬贝等鳞介类食物。

提起改善肩酸，我们容易把注意力放在肩部，但是对饮食的审视也是非常关键的，请记住这一点。

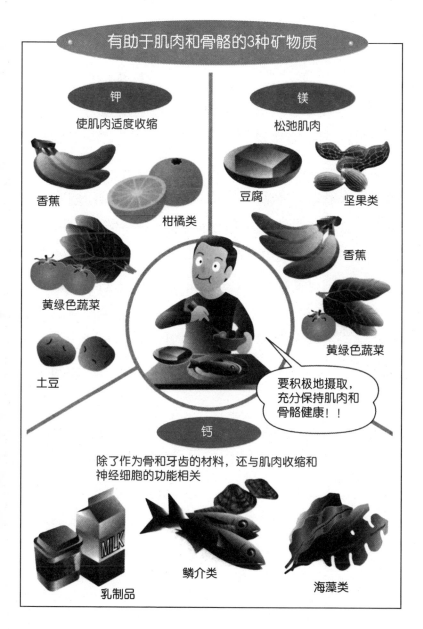

有助于肌肉和骨骼的3种矿物质

钾
使肌肉适度收缩

香蕉
柑橘类

黄绿色蔬菜

土豆

镁
松弛肌肉

豆腐
坚果类

香蕉

黄绿色蔬菜

要积极地摄取，充分保持肌肉和骨骼健康！！

钙
除了作为骨和牙齿的材料，还与肌肉收缩和神经细胞的功能相关

乳制品
鳞介类
海藻类

**消除疲劳的关键**

◆ 要擅长与压力相处

我们在第2章中提到，现代人烦恼的根源——肌肉疲劳性肩酸或多或少地和压力有关。但是，即便是感觉人际关系很复杂或者工作很沉重，也无法回避。因此，倒不如自己想办法和压力处理好关系。这样想很重要。

要想和压力友好相处首先要把握自己的性格倾向。有时候我们可能要比自己想象的过分，比如过分拘泥、无论什么事情都要亲自完美地完成、在无意识当中就把自己逼向绝路等。如果能够在自身的想法和做法当中找到助长压力的原因，那么就算迈出了与压力相处的第一步。

在把握自己的性格后，来考虑一下如何转换心情。这里所说的心情转换并不是非要特意外出远行，而是说找到自己心情的"开关"。比如在结束了一天的工作之后就关上开关，充分地进行休息。不忘记对自我的慰藉是改善肩酸不可缺少的要点。

## 远离压力的4种心理

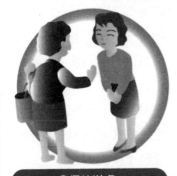

①保持谦虚

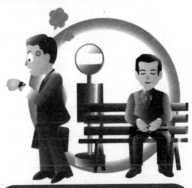

②不慌张、不焦虑、冷静面对

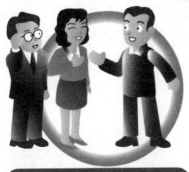

③尽量多和人沟通

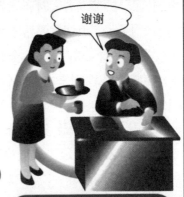

谢谢

④常怀感恩之心

放弃时常紧张的心态
掌握压力开关的使用方法是消除肩酸的方法之一

## 专栏4　职场的VDT环境

可以说现在是一个不使用办公设备就无法办公的时代。同时，主诉颈、肩、腕痛的人在急剧增多。

这是由于持续盯着办公设备中的显示器的人在不断增加造成的。根据日本厚生省的调查，我们来介绍一下职场中VDT作业环境的现状吧。

根据1998年的调查，在职场中使用办公设备的人占到了90.2%，从年龄段来看，30～39岁的人最多，占94.5%。而这其中每天都使用的人，无论男女都占到了大约八成。

关于VDT作业的适应程度，不适应的人占到10.8%，适应的人占到85.5%。此外，随着办公设备的引进，感到"实际劳动时间延长了"的劳动者同时还认为"工作的专业性增强了""精神紧张加剧了""迫切需要熟练使用设备的知识和技能"。

关于对身心的影响，全体中有77.6%的人能感到疲劳等自觉症状。从性别来看，男性中有73.3%、女性中有82.6%的人出现症状。

具体症状中最多的就是"眼睛疲劳、疼痛"，占90.4%，接着是"颈、肩酸痛"，占69.3%，然后是"胳膊、手指的疲劳和酸痛"，占22.5%。此外，有36.3%的人感到"精神压力和疲劳"。

关于工作的问题，出现了"桌椅不好用"（38.8%）、"无法确保充足的工作空间"（37.9%）、"温度、湿度等不舒适"（25.4%）等意见。全体中有76.2%的人希望工作环境能够得到改善。大家的工作环境又如何呢？

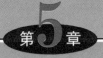

第**5**章

依靠自己改善症状

## 现在就可以实施的温热、运动疗法是最好的改善措施

◆ 有耐心地坚持实施一定可以减轻症状

为了和慢性肩酸断绝关系最好的做法就是在日常生活中积极地参加运动。活动身体的确能带来许多好处。通过适度的运动可以增长肌肉，从而可以保持正确的姿势，还可以延迟组织老化。此外还可以促进血液循环，使身体不容易积劳。如果把和肩酸有直接关系的"肌肉衰退""组织老化""血液循环不畅""积累疲劳"这4点都清理掉，那么您的肩酸一定能够得到改善。

具体来说要采取什么样的方法呢？马上就可以实施的简便方法有：按摩、穴位按压、提高肌肉力量的体操、伸展运动等。此外，作为放松肌肉紧张的有效方法还有入浴疗法，如果能够和减少精神压力的体育运动疗法相结合，一定会得到更好的效果。

本章中所介绍的消除肩酸的方法，都是一些不需要特殊工具的、简单可行的方法。而且在起床后或者睡觉前10分钟左右的空隙时间都可以做的事情。不要一下子想着什么都做，首先应该考虑的是每天都坚持实施。

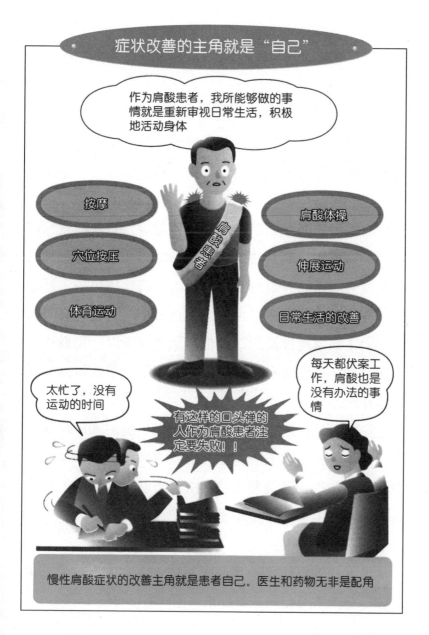

# 缓解肌肉紧张、促进血液循环的温热疗法

## ◆ 温热疗法虽然简单但是效果强大

缓解疲劳消除肩酸，温热患部是很有效的方法。因为通过温热患部可以使血管扩张，增加血流，冲走血管中积淀的代谢垃圾。在医院中，作为治疗的一环，可以进行石蜡浴、激光照射、红外线照射等。但是还有可以在家里简单实施的方法。比如：贴温膏药或者向患部贴一次性的暖手贴、敷热毛巾、用吹风机吹热风等，都是简单有效的方法。不过由于患部皮肤感觉迟钝，有时会因感觉不到温度过高而造成低温烫伤。所以，采取这类方法时一定要注意温度和时间，并不是说温度越高效果就越好。

除此之外，还有人们每天都可以实施的入浴疗法。把身体泡在温水中身体就会变热，如果能够采取149页中介绍的热冷交替浴和温热淋浴的方法，效果会更加明显。还有用毛巾或者刷子适当地刺激患部或者做一些伸展运动会更加有效。

像这样的温热疗法，每天坚持一定会出现效果，但是在疼痛严重时会使炎症加重，因此要注意控制。

## 可以在家庭实施的温热疗法

**1 蒸毛巾**

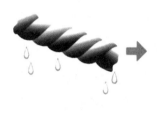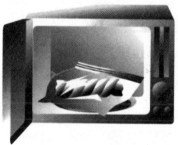

把拧去水分的毛巾放入塑料袋，然后用微波炉加热1分钟左右敷在患部

**2 吹风机**

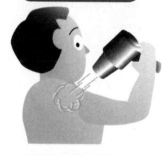

用吹风机的热风吹患部

**3 一次性暖手贴**

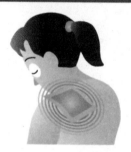

用一次性暖手贴贴患部

 温热疗法的诀窍是用适当的温度坚持15～30分钟，使热效直达内部

 为了防止低温烫伤和症状的恶化，注意不要太热，当疼痛再次袭来时要停止热敷

## 提高温热效果的入浴方法

### 入浴的基本要点

●慢慢地在温水中浸泡20～30分钟
●每日都要入浴
●在"热水"中"蜻蜓点水"没有效果

### 热冷交替浴　按照以下要领进行的话效果更好

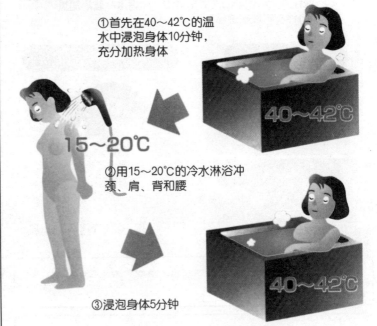

①首先在40～42℃的温水中浸泡身体10分钟，充分加热身体

15～20℃

②用15～20℃的冷水淋浴冲颈、肩、背和腰

③浸泡身体5分钟

重复②③的步骤5～7次，然后回到步骤①

## 入浴时的注意事项

- ●高血压和心脏病患者要避免长时间入浴
- ●注意在入浴过程中不要摔倒
- ●入浴后迅速擦干身体，注意保温

### 正面效果的淋浴

淋浴要加大水压，提高按摩效果，促进血液循环

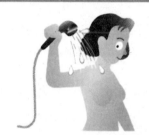

### 正面效果的伸展运动

当身体充分暖热后可以通过伸展运动来缓解紧张。由于浮力的作用，肩关节的负担变小容易运动

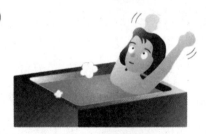

### 正面效果的沐浴液

采用喜欢的沐浴液在提高保温效果的同时还可以提高放松效果

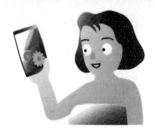

# 具有消除疲劳和促进血液循环效果的按摩

## ◆ 适度的刺激可以消除肌肉僵硬

当积劳或者肩酸严重时，对患部周围进行按摩给予适度的刺激来缓解肌肉紧张吧。按摩中有按、揉、敲、捏等手法。当症状严重时只用手搓就可以促进血液循环，缓解酸痛。如果是自己的手能够够着的部位，那么就不用别人来帮忙了，但是如果有伙伴帮忙的话就可以在全身放松的情况下进行，快感一定会加倍。

在按摩时需要注意的是，虽然按摩比较舒服，但是不能过度。有些人只使用手指来揉搓患部使之放松，但是如果力度过大，就会损伤肌肉，第二天就会出现肌肉痛等令人讨厌的症状。力量上以稍微能感觉到压迫感为准，慢慢地花时间来做。此外，有些人只对感觉到症状的部位进行按摩，由于肩酸会给颈、上臂、脊背的肌肉疲劳带来影响，所以按摩不要局限于一个部位，要包括周边部位，在大范围内按摩，这样效果会更明显。后面的图是我们整理的按摩时的基本注意事项，敬请参阅。

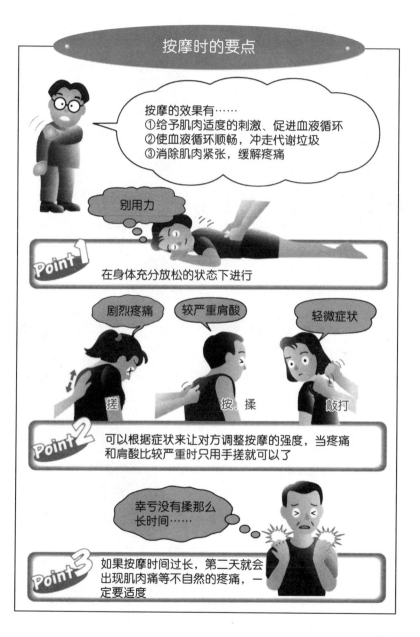

按摩时的要点

按摩的效果有……
①给予肌肉适度的刺激、促进血液循环
②使血液循环顺畅，冲走代谢垃圾
③消除肌肉紧张，缓解疼痛

别用力

**Point1**
在身体充分放松的状态下进行

剧烈疼痛　　较严重肩酸　　轻微症状

搓　　　　　按、揉　　　　敲打

**Point2**
可以根据症状来让对方调整按摩的强度，当疼痛和肩酸比较严重时只用手搓就可以了

幸亏没有揉那么长时间……

**Point3**
如果按摩时间过长，第二天就会出现肌肉痛等不自然的疼痛，一定要适度

151

自己可以进行的按摩

脖子的按摩

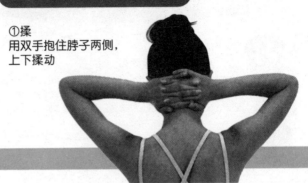

①揉
用双手抱住脖子两侧,
上下揉动

②按
用拇指和其他手指夹住
脖子反复按

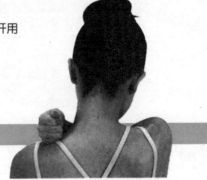

③敲
用双手握拳或者伸开用
手掌适度敲打

一个人可以进行的按摩,关键之处在于不管什么时候什么地方都可以简单地进行。有节奏地自我按摩吧

## 从脖子到肩、背的按摩

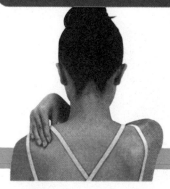 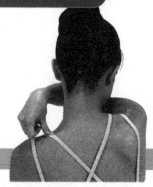

①揉
用拇指和其余手指夹住肩部，从两侧揉动

②按
用拇指指肚按压肩部上方肌肉

①和②可以消除从颈向肩、背延伸的"僧帽肌"酸痛

## 上臂的按摩

揉
用拇指和其余手指夹住上臂上下反复揉动

可以消除从肩向胳膊延伸的"三角肌"酸痛

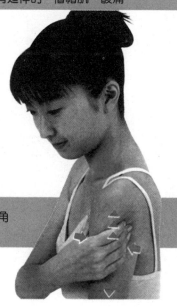

別人帮助进行的按摩㊀

摩的快感

如果有别人帮助，那么就可以在全身放松的状态下享受按

### 脖子的按摩

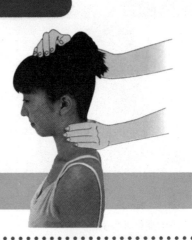

①揉
使头部稍微后仰，用拇指和其余指头夹住颈部上下揉动

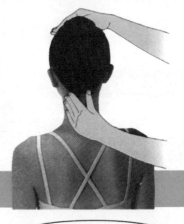

②按
在头部稍微后仰的情况下，用拇指和食指按压颈部肌肉

在进行颈部按摩时一定要对方用另外一只手按住头顶部位！！这对消除后脑部位的疼痛很有效果

颈、肩、背的按摩

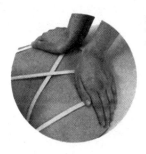

搓
使用整个手心轻搓身体（要
有稍微用力按的感觉）

沿着腰带的方向由两边向中心，
从脊椎两侧由腰部向颈部搓动

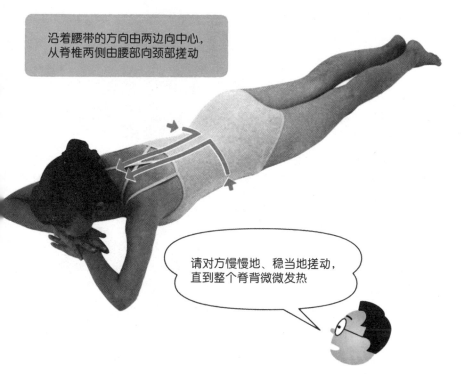

请对方慢慢地、稳当地搓动，
直到整个脊背微微发热

155

别人帮助进行的按摩②

肩胛周边的按摩

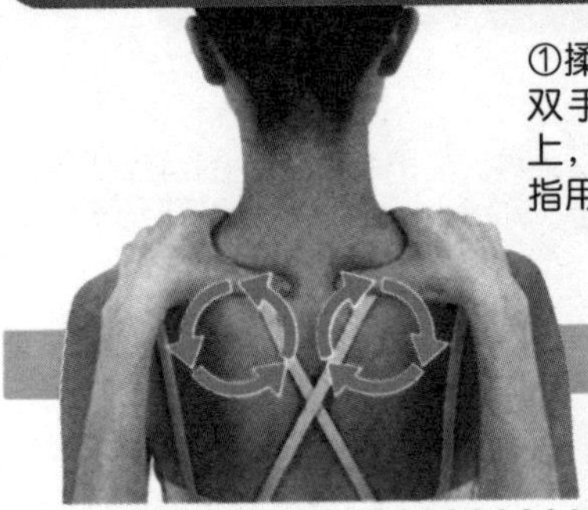

①揉
双手的四个手指搭在两肩上，固定好位置，然后使拇指用力揉动

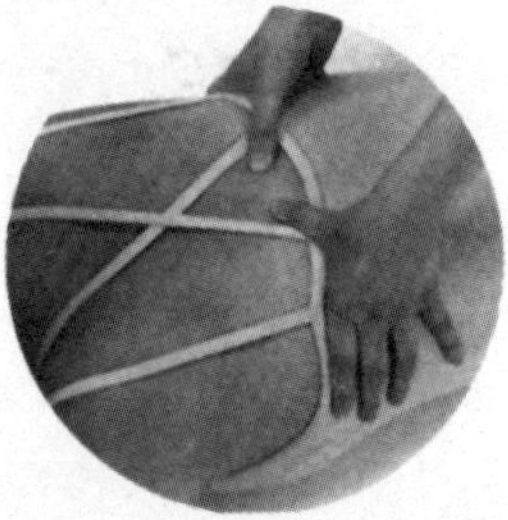

②揉
把双手的四个手指放在身体两侧，然后用拇指揉动着画圆

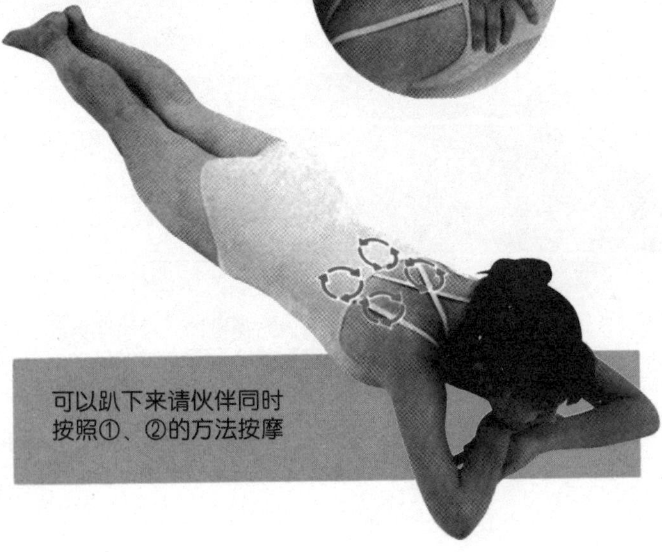

可以趴下来请伙伴同时按照①、②的方法按摩

按照『搓→按→揉→敲』的顺序逐渐加强刺激，但是不能让第二天出现肌肉疼痛

背的按摩

敲
从肋骨部位到肩，按照
①的线路敲打。当敲打
到肩时，从肩再开始敲
打②

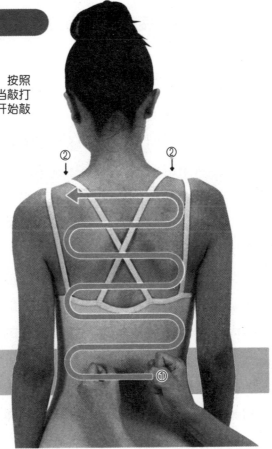

按摩要运用适当的力度坚持10～20
分钟，这样效果最佳。不是"强而
短"，而是通过"轻而长"的按摩
来促进血液循环

**具有消除疲劳和镇痛效果的穴位**

### ◆ 疏通经络，提高按摩效果

在中医当中经常用到的穴位疗法，从西医的观点来看很难进行说明，但是可以确定的是穴位疗法有一定的效果。从中医学来看，全身流动的气血的通路称为经络，如果这个经络不通的话，就会出现不健康的症状。但是，可以通过刺激穴位来促进气血的畅通，这样就能使症状消失。

身上的穴位针对身上特定部位的症状有效果，这一点是确定的。其中有对消除肩酸有效的穴位。我们在后面的内容中将介绍具有代表性的穴位的位置，这些穴位和颈、肩、腕的症状都有关系。只不过，大家都不是专业的按压技师，要找到正确的穴位位置非常困难。请以本书为参考试着按压一下，感觉到钝痛可以作为其中的一个判断标准。

当按压穴位时，有几点需要注意的地方。首先是按压的方法，要用拇指长时间地慢慢按压。此外左右对称的穴位要两边一起按。当只有一边感到肩酸时，如果只按这边的穴位也不容易出现效果。此外，如果有别人帮忙，可以跪坐在地板上或者躺在稍微硬一点的褥子上进行。

## 穴位的按压方法

按压穴位对消除肩酸和疲劳有很大效果，其基本做法是……

①利用从指尖到第一关节的指肚部分进行按压

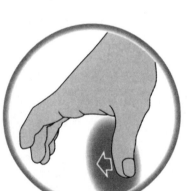

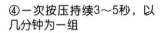

②按压强度以能够感觉到刺激为准

③非专业人员很难找到穴位，所以最好连周边部位一起按

④一次按压持续3～5秒，以几分钟为一组

⑤左右对称的穴位一定要两边一起按

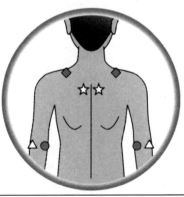

消除颈、肩、腕痛的穴位

这些穴位能够使全身真气变得顺畅，并能消除肩酸，如果能记住几个穴位的位置就是很大的收获

**当颈酸时**

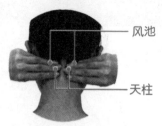

风池

天柱

双手在颈部用力按压风池、天柱5分钟

**当肩酸时①**

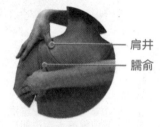

肩井

臑俞

同时按压肩井、臑俞5分钟，左右都一样

**当肩酸时②**

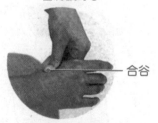

合谷

用食指和中指支撑手心一侧，然后用拇指按压手背一侧

**天柱**
位于风池斜下方的两边
※颈酸、疲劳、后脑部疼痛

**附分**
位于肩胛骨内侧边缘的上端
※肩部到背部的酸痛、妇科病导致的肩酸

**大陵**
位于手腕内弯所起褶皱的中央
※手腕麻木、疼痛

**神门**
腕掌侧横纹尺侧端
※网球肘、手腕麻木

**志室**
位于腰带上方椎骨两边肌肉的外侧
※背部到腰部的酸痛

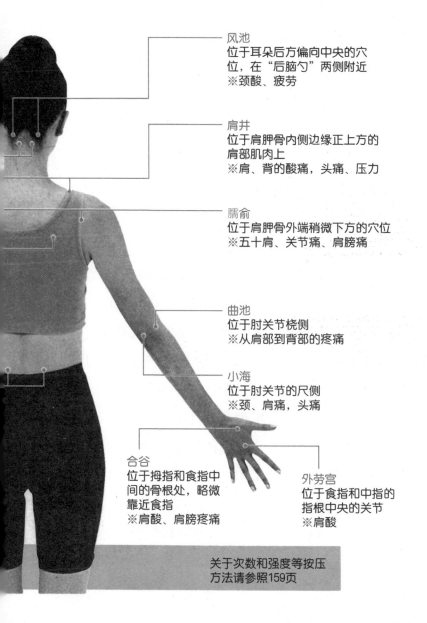

风池
位于耳朵后方偏向中央的穴
位，在"后脑勺"两侧附近
※颈酸、疲劳

肩井
位于肩胛骨内侧边缘正上方的
肩部肌肉上
※肩、背的酸痛，头痛、压力

臑俞
位于肩胛骨外端稍微下方的穴位
※五十肩、关节痛、肩膀痛

曲池
位于肘关节桡侧
※从肩部到背部的疼痛

小海
位于肘关节的尺侧
※颈、肩痛，头痛

合谷
位于拇指和食指中
间的骨根处，略微
靠近食指
※肩酸、肩膀疼痛

外劳宫
位于食指和中指的
指根中央的关节
※肩酸

关于次数和强度等按压
方法请参照159页

**能够增强肌肉的体操**

◆ **注意每天都要坚持**

即便是心里知道，但是老是抓不住锻炼机会的人，最容易受到慢性肩酸的困扰。但是如果不活动身体使紧张的肌肉一点点放松的话，症状就会越来越严重。

虽然是活动身体，但是也不必做特殊的运动。本章介绍的都是非常简单的体操，从中选上几种组合起来，制成一个10～15分钟的运动清单，然后一天做上几次就可以了。和一周去1～2次健身房进行集中练习相比，每天坚持做这样简单的体操对消除肩酸更有效果。

具体来说，从下面介绍的体操当中选择几种，然后根据自己的症状制作一个10～15分钟的运动清单，每天做2～3组效果就会很理想。比方说，早晚各做一次，剩下的一次可以在工作之间的休息时做，如果能够分开做并不是什么困难的事情。即便是完不成组合的运动清单，在保持相同姿势1个小时后一定要使颈、肩、腕活动5分钟左右，只要不积累疲劳，结果就会有很大不同。

但是，运动一定不要过量，一定要在记住这些的基础上早日实践。

## 锻炼肌肉的体操有哪些要点

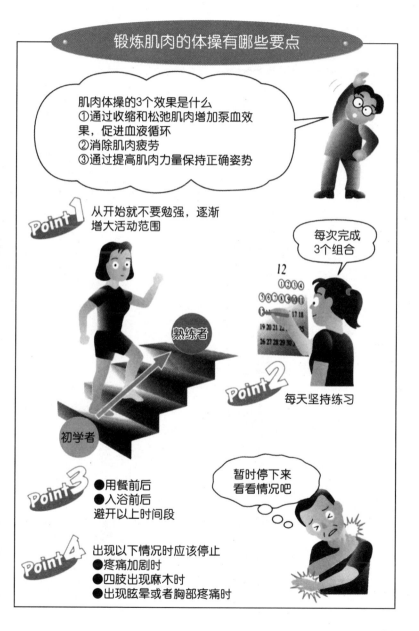

肌肉体操的3个效果是什么
①通过收缩和松弛肌肉增加泵血效果，促进血液循环
②消除肌肉疲劳
③通过提高肌肉力量保持正确姿势

**Point 1** 从开始就不要勉强，逐渐增大活动范围

熟练者

初学者

**Point 2** 每次完成3个组合

每天坚持练习

**Point 3**
●用餐前后
●入浴前后
避开以上时间段

**Point 4** 出现以下情况时应该停止
●疼痛加剧时
●四肢出现麻木时
●出现眩晕或者胸部疼痛时

暂时停下来看看情况吧

颈部的屈伸、左右转动、扭转和负荷操

如果用力大幅转动的话会伤害肌肉，将适得其反。一边感受肌肉的活动一边慢慢运动吧

## 颈部的前后屈和侧屈

首先肩部不要上下活动，前、后、左、右各自坚持动作2～3秒，以10次为一个回合

①前后屈

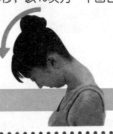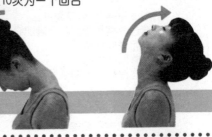

②侧屈

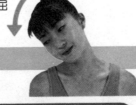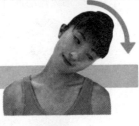

## 颈部的左右转动和扭转

每个动作坚持5秒，以5～6次为一个回合

①左右转动

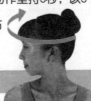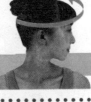

转动时不要弯脖子

②扭转

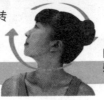

向上仰视的感觉

颈部的负荷操

通过用手施加反作用力，可以进一步提高锻炼肌肉的效果

①从正面

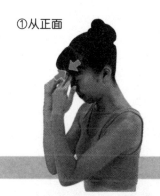

用双手指尖向额头施加力量，推动颈部，以10次为一个回合

②从侧面

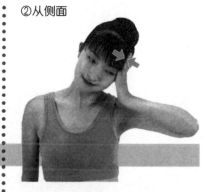

用手心施加力量，使头部不要侧歪。左右分别以10次为一个回合

注意

做颈部体操时的姿势

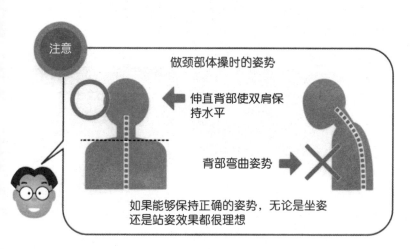

伸直背部使双肩保持水平

背部弯曲姿势

如果能够保持正确的姿势，无论是坐姿还是站姿效果都很理想

大幅活动肩胛骨的肌肉体操

在日常生活中我们很难有大幅活动肩胛骨的机会，积极地做这些专门设计的体操吧

**1 仰面体操**

基本姿势
仰卧在地板上
双手在高位扣在一起

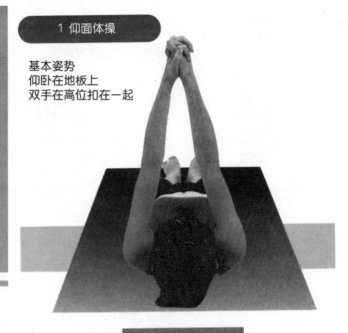

保持姿势左右旋转

抬起

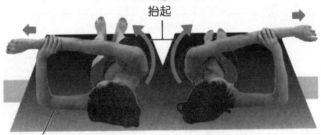

支撑一侧（靠着地板）

使整个大臂靠着地板，然后用手握着伸展一侧的手腕。
保持这个姿势抬起伸展一侧的肩膀，然后用力伸胳膊。
左右各做2~3次为一个回合

166

## 2 利用墙壁的体操

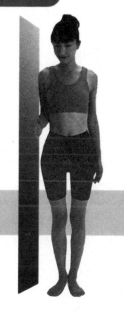 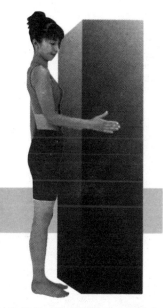

①身体侧对墙壁，抬起靠墙一侧的小臂保持和大臂垂直，然后用手背向外用力推墙。左右各做10次为一个回合

②站在墙角，抬起靠墙角一侧的小臂保持和大臂垂直，然后用手心向内用力推墙。左右各做10次为一个回合

这项运动可以强化从肩部到大臂负责胳膊内外运动的肌肉，可以有效地减轻肩、腕的酸痛和沉重感。
左右各10次为一个回合，每次进行2～3个回合

## 肩关节的上下体操

因为疼痛无法上扬胳膊的人，在做基本姿势体操的同时要逐渐扩大活动范围，并渐渐转变为应用姿势

**肩关节的体操**

**基本姿势**

侧卧在地板上，然后上下活动上侧的肩膀。左右各10次为一个回合

疼痛严重时可以仰卧在地板上，然后使胳膊紧贴着地板活动

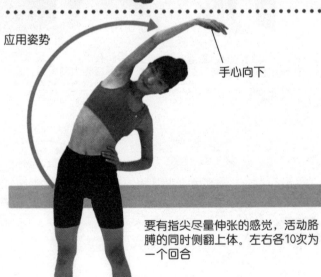

**应用姿势**

手心向下

通过肩关节的内外活动可以有效地减轻肩酸。特别是五十肩的患者一定要忍受疼痛，坚持运动

要有指尖尽量伸张的感觉，活动胳膊的同时侧翻上体。左右各10次为一个回合

肩关节内外旋转体操

做内外旋转体操时，不能单单旋转一侧，要在保持两侧平衡的情况下进行。只要脊背伸直，坐下或者站立都可以

①内旋

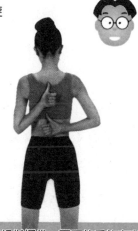
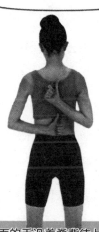

立起拇指握拳，下面的手放在背部，上面的手沿着脊背往上抬起。左右各3次为一个回合

②外旋

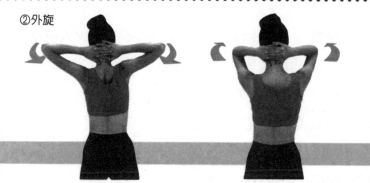

在后脑部扣住双手，反复做扩胸运动。以10次为一个组合

169

# 具有拉伸肌肉、提高放松效果的伸展运动

## ◆ 消除肩酸的第一步——解除肌肉紧张

伸展运动，简单来说就是"有效地解除肌肉紧张的拉伸"。原本是体育选手为了预防受伤和事故、提高肌肉柔韧性而开始的一项活动。缓解肌肉紧张，不仅限于体育选手，在消除慢性肩酸方面也有着重大效果。

为了提高伸展运动的效果，这里有几个要点。首先就是不要在不热身的情况下做伸展运动。实际上，在入浴中或者入浴后都可以做。另外，刚开始采取小幅活动，然后逐渐扩大伸展运动动作的范围。一开始就用力拉伸肌肉或者利用反作用力来活动都是不可取的，一定要注意。

在观察大家做伸展运动的时候发现不少人身体僵硬、大幅活动比较困难，但是却忍受着疼痛用力做动作，这种做法是不对的。正确的做法是使全身放松，慢慢拉伸肌肉到可以忍受的范围，然后保持伸展的动作20~30秒。还有，我们在做动作的时候不要屏住呼吸，要缓缓有规律地进行深呼吸。

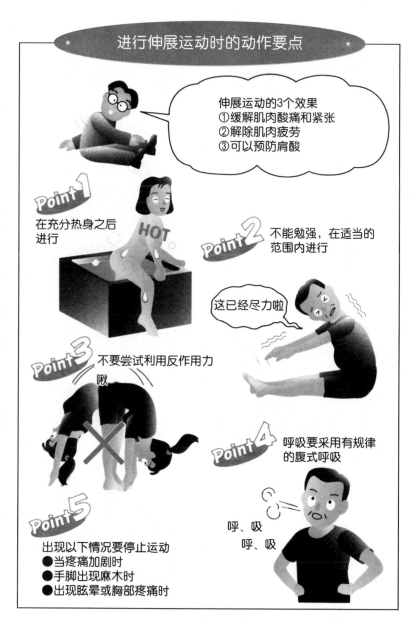

171

颈部的伸展运动

与体操的不同之处在于可以充分地伸展肌肉、缓解紧张、提高柔韧性。非常适合消除肩酸

每个动作都要充分地伸展到可以达到的活动范围，关键是要感觉肌肉伸展时的快感。
每个动作都要在深呼吸的同时缓慢地进行，保持姿势20～30秒

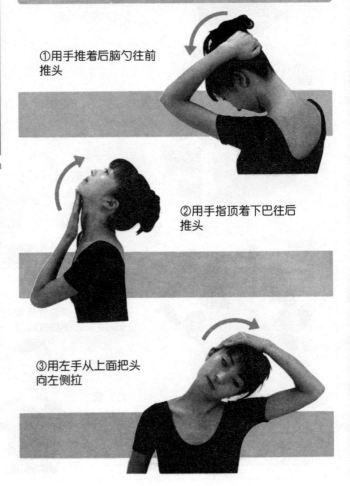

①用手推着后脑勺往前推头

②用手指顶着下巴往后推头

③用左手从上面把头向左侧拉

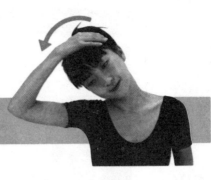

④用右手从上面把头向
右侧拉

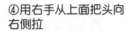

⑤伸直脖子，用右手推着右
侧面颊使头向左转动

⑥保持和⑤一样的姿势，用左
手推着左侧面颊使头向右转动

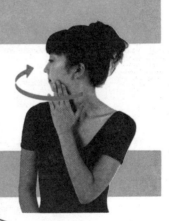

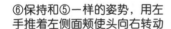

①～⑥的动作为一个组合，当做完2～3
个组合后酸痛和疲惫会有所减轻。但
是，注意不要屏住呼吸，并防止过度运
动以免导致疼痛

肩和背的伸展运动

要想充分地伸展肩和背，需要充分地使用墙壁、台子、棍棒和毛巾等身边的东西，

## 使用墙壁的伸展运动

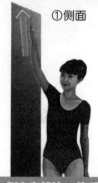

①侧面

②正面

侧立在墙边，使手心紧贴着墙壁尽量向上伸展并保持动作20～30秒

面对墙壁，使手心紧贴着墙壁尽量向上伸展并保持动作20～30秒

## 使用台子的伸展运动

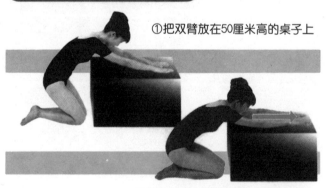

①把双臂放在50厘米高的桌子上

②有拉动肩胛骨的感觉，双臂水平向前伸，并保持动作20～30秒

174

## 使用棍棒的伸展运动

### ①沿棒伸展

用双手握着棍棒的两端，从下方用力撑起，伸展肩膀2~3秒，左右同样各10次

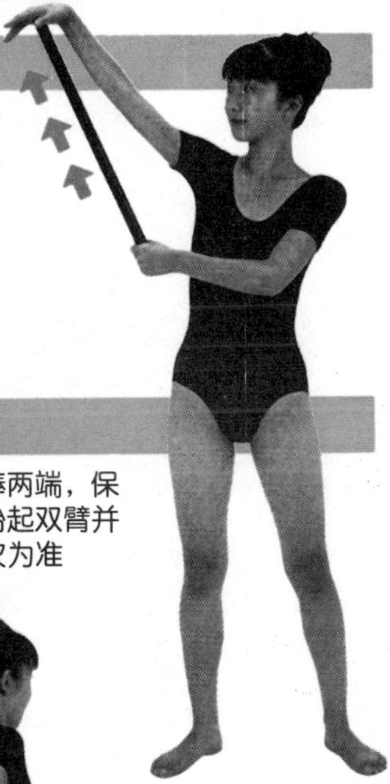

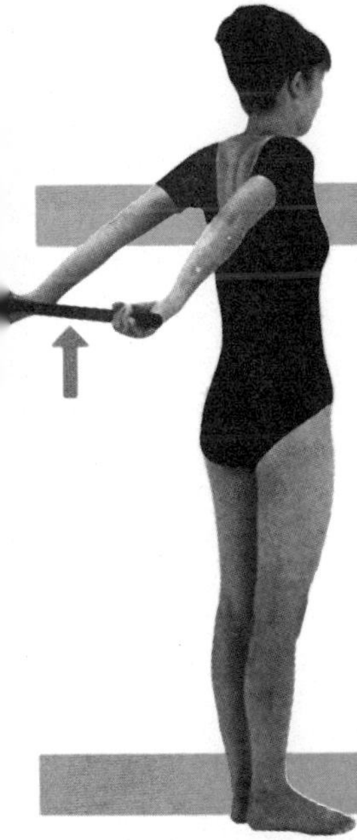

### ②背后伸展

双手在背后紧握棍棒两端，保持脊背伸直，向上抬起双臂并保持2~3秒，以10次为准

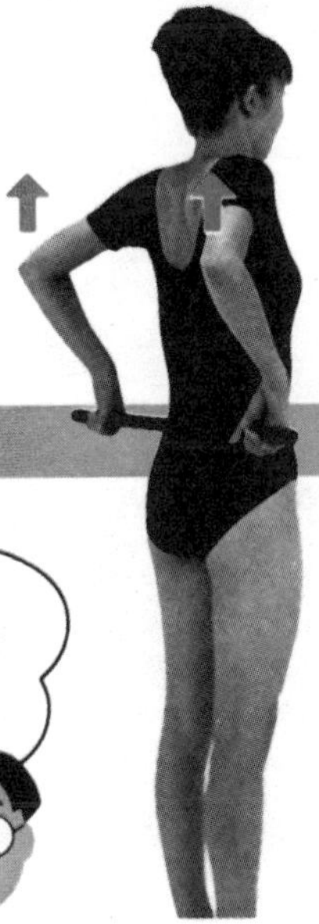

### ③背后弯曲

从②双臂抬起的状态转变为拱起肘部的弯曲状态，并保持动作2~3秒，以10次为准

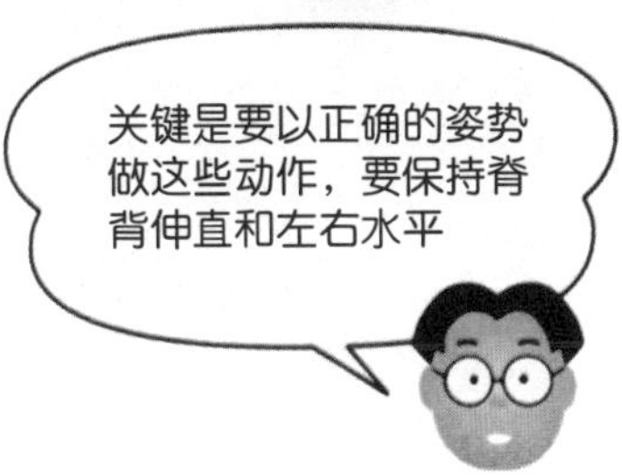

关键是要以正确的姿势做这些动作，要保持脊背伸直和左右水平

175

对五十肩效果良好的钟摆运动

五十肩是非常痛苦的，克服这一点最关键的就是肩部的活动。这里使用二千克左右的熨斗

基本姿势

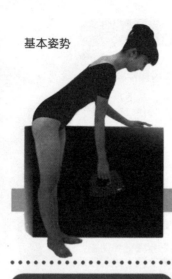

站在和大腿根部高度相同的桌边，用手扶着桌子起支撑作用，保持舒适的角度。用疼痛一侧的手臂拎起辅助器具（装了水的瓶子、熨斗等），然后使肩膀自然下垂

前后钟摆运动

保持拎辅助器具的手的手背向外，前后摆动，左右同样

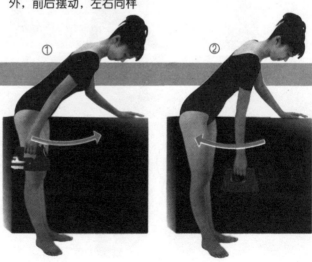

① ②

左右钟摆运动

同样保持拎辅助器具的手的
手背向外，用肩和胳膊左右
摆动

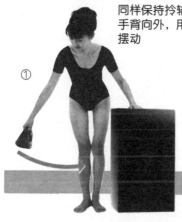

①

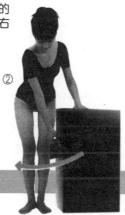

②

圆形钟摆运动

同样保持拎辅助器具的手的手背
向外，用肩和胳膊做画圆运动

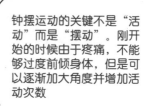

钟摆运动的关键不是"活
动"而是"摆动"。刚开
始的时候由于疼痛，不能
够过度前倾身体，但是可
以逐渐加大角度并增加活
动次数

177

##  提高全身功能的体育运动

### ◆ 充分享受已经习惯的运动

为了防止导致慢性肩酸的老化，爱好做某项运动是很不错的选择。在防止老化方面卓有成效的就是做"有氧运动*"。这是体育运动的一种，是在保持全身平衡的基础上做运动，可以提高全身功能。其中的代表有：水中行走、游泳、走路、骑行等。这些运动的共同点就是都不属于需要瞬间发力的竞技项目，可以按照自己的节奏进行。尽管不激烈，但是呼吸时吸入的氧气可以有效地转化为能量，如果坚持的话就可以提升耐力，可防止新陈代谢能力低下，也就是老化。

不过，这并不是说其他的运动就不行。比如：受困于五十肩，暂时不能做体育运动，但恢复后马上就要能够运动了，对于这样的人来说，与其挑战一种新的运动不如做平常习惯了的运动。重要的是把握好自己的情况，安全地持续进行。不过，为了安全需要遵守一些规则。可以参考下一部分内容，快乐地享受体育运动。

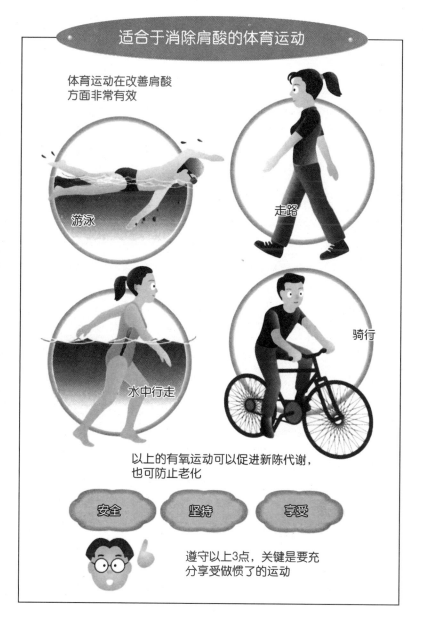

适合于消除肩酸的体育运动

体育运动在改善肩酸
方面非常有效

游泳

走路

水中行走

骑行

以上的有氧运动可以促进新陈代谢，
也可防止老化

安全 坚持 享受

遵守以上3点，关键是要充
分享受做惯了的运动

## 进行运动时的注意事项

### 运动实践7条款

①至少1年进行1次体检，把握全身的健康状况

②为了预防体育运动中的事故，日常的伸展运动和体操不可缺少

③运动开始前的热身运动和结束时的缓和运动不能忽视

④身体状况不好时不可勉强

⑤体育运动中如果有什么异常情况应立即中止运动

⑥不能过于在意胜负和结果

⑦不要过于相信"曾经的拿手好戏"

尽管有点废话的感觉，但是没有什么比这几点更重要了

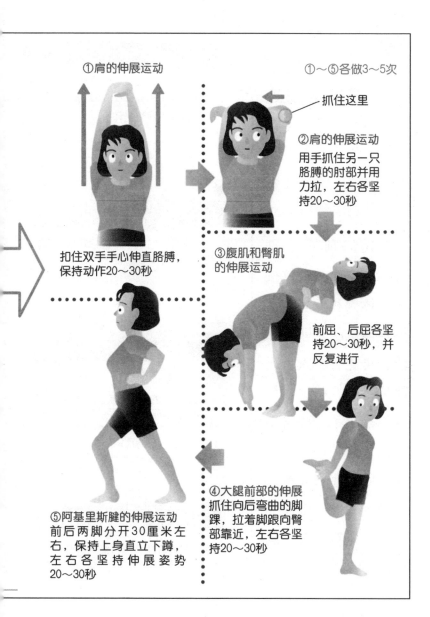

①肩的伸展运动

①～⑤各做3～5次

抓住这里

扣住双手手心伸直胳膊，保持动作20～30秒

②肩的伸展运动
用手抓住另一只胳膊的肘部并用力拉，左右各坚持20～30秒

③腹肌和臀肌的伸展运动

前屈、后屈各坚持20～30秒，并反复进行

④大腿前部的伸展抓住向后弯曲的脚踝，拉着脚跟向臀部靠近，左右各坚持20～30秒

⑤阿基里斯腱的伸展运动前后两脚分开30厘米左右，保持上身直立下蹲，左右各坚持伸展姿势20～30秒

## 消除肩酸计划——从早晨起床到晚上休息

◆ 设定一个符合自己的运动清单

我们前面分别介绍了按摩、穴位按压、体操和伸展运动的具体做法。即便如此，可能有些人也无法持续做这些。这里我们摘出了一些常用做法，将按照生活中的时间顺序来介绍。希望大家能够以此为参考设定符合自己的做法。

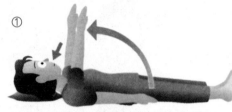

### 刚醒来时的做法

①~②各10~20次

深呼吸的同时转动肩膀，慢慢地唤醒身体

①

A.一边深吸一口气，一边把双臂从身体两侧抬起直到和地板垂直

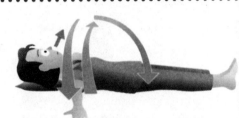

B.将双臂从A的位置横向打开伸到地板上，然后一边呼气一边回到A的动作

②因为五十肩的疼痛无法做①的动作时

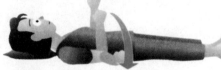

弯曲肘部成直角，然后横向打开
刚醒的时候要避免激烈运动，节奏要慢一点

## 早晨伸展运动的做法

①～④全程15分钟

当身体唤醒后，缓解了睡眠中身体的僵硬，准备一天的活动

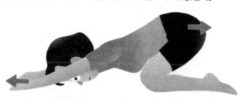

①屈膝跪地，以前胸着地的感觉向前趴，按照箭头方向充分伸展双臂和臀部

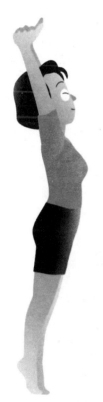

③用单手经前胸触摸另一侧的肩胛骨，另一只手支撑着肘关节，左右交替进行

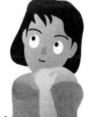

④双手一上一下经后背交叉，左右交替进行

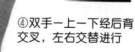

②紧扣双手，脚尖踩地，尽量伸展身体

除了以上内容，早上还要进行颈部、全身的伸展运动，并要缓慢放松肌肉和关节

## 伏案工作的热身运动

在开始一天的工作之前也要进行热身运动。特别是过多使用手腕和手指的人一定要把这培养成习惯

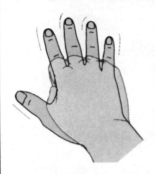

① 反复握拳并伸开

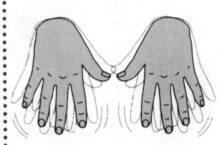

② 抬起小臂和大臂垂直，然后甩动自然下垂的双手

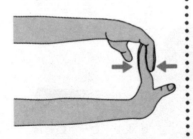

③ 伸直胳膊，使双手手指扣在一起互相用力。左右交替进行

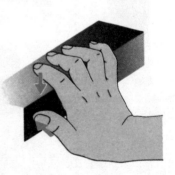

④ 利用桌子的角度来按压手指

用上面的热身方法来调整状态吧。当手凉的时候要充分热身后再开始工作

## 职场中5分钟休息时的做法

当以同样的姿势伏案工作达到1小时后，要加入5分钟左右的休息时间，缓解身体的紧张

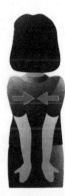

①向后收紧双臂，使肩胛骨向中央靠拢

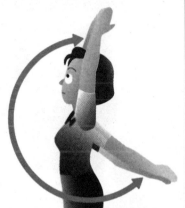

②一边吸气一边抬起双臂，然后一边呼气一边甩下双臂

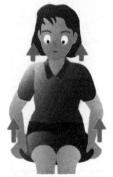

③双手抓住椅子的边缘往上拉，使双肩耸起

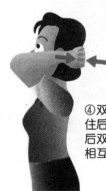

④双手紧扣抱住后脑勺，然后双手和头部相互用力

不离开办公桌的微型体操有好多种，一起组合着实践吧

## 职场午休时的做法

离开办公桌，在可以做体操的空间里进行，也可以借助肩酸病友的手来做按摩

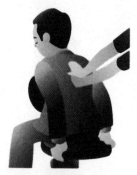

①采取略微前倾的姿势，胸部靠在椅子靠背上，让对方用手心使劲按压肩胛骨中间的部位

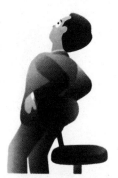

②用椅子靠背靠着腰，然后向后仰，伸展背部

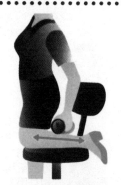

③用一个温热的易拉罐在小腿上来回滚动，促进血液循环

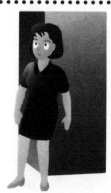

④使用墙角按压整个脊椎

除了要缓解颈、肩、腕痛，还要刺激血液循环不良的小腿和脚趾

## 消除职场眼睛疲劳的办法

在需要长时间盯着细小事物的工作中，到了下午的时候眼睛就会疲劳，一定要尝试一下

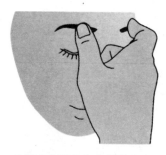

①用食指和拇指旋转着按压眉毛中央

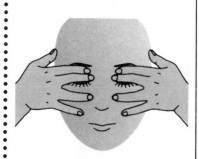

②用食指和中指按压上眼睑部位

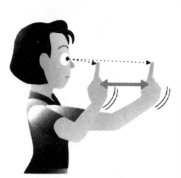

③用眼神追随在近距离和中距离两点之间移动的手指

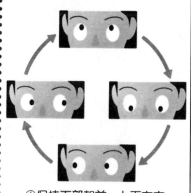

④保持面部朝前，上下左右转动眼睛

通过指压、改变视距和视线来缓解眼睛周围的肌肉紧张吧。此外不要忘记眼干的应对方法

## 汽车驾驶中的做法

在驾驶汽车时会不经意间保持相同的姿势。要下意识地活动肌肉，防止肌肉酸痛

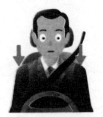 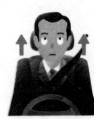

①双手离开方向盘自然下垂，然后上下耸肩

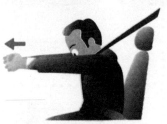 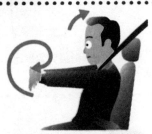

②双手手心向内扣在一起，然后向前伸肩膀

在抬起头的同时，翻转扣在一起的双手

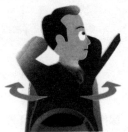

③双手扣在一起抱住后脑勺，然后左右转动上身

在等信号灯的时候可以在车内做以上微型体操，但是如果长时间驾车就要中间休息，下车活动全身

## 入浴时的做法

结束一天的工作后，悠闲地泡澡是最好的放松时间。
全身温度适中，效果良好

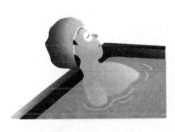

①一边用浴缸边缘按压后脑到
颈部的肌肉，一边伸展

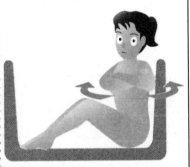

②坐在浴缸中，双臂交叉左右
活动上体

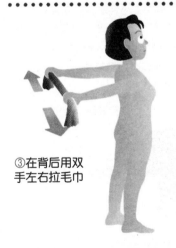

③在背后用双
手左右拉毛巾

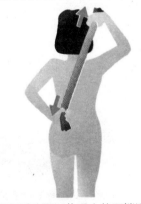

④双手分别抓住毛巾的两端沿箭
头方向用力拉伸，左右交替进行

在入浴时，舒舒服服地放松一下吧。注意脚底不要打滑

189

## 睡觉前的做法

一天当中的最后时刻，在睡觉前要尽量消除一天的疲劳，不要把疲劳带到第二天

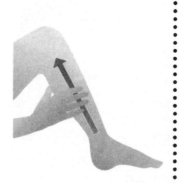

①上下捏揉小腿腹，使滞留的血液回流

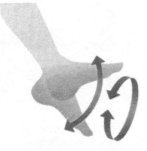

②伸直脚部，用脚尖画圆或者上下伸展，可以消除整条腿的疲劳

③仰卧在褥子上，右腿向左、左腿向右做带动腰部的翻转运动，头部和腿部做反向运动

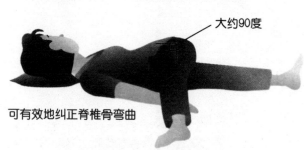

大约90度

可有效地纠正脊椎骨弯曲

以上方法可以有效地缓解全身的疲劳
如果加上不适部位的伸展运动效果将更佳

**如何从"令人烦闷的疼痛"中解脱出来**

就如我们前面所看到的那样，颈、肩、腕的"令人烦闷的疼痛"大部分都是因为紊乱的生活习惯所导致的。

关于如何改正这些不良生活习惯，我们前面已经讲到多次了。其中最重要的是纠正不正确的生活方式、尽量远离压力、在生活当中积极地进行适当运动等。而且这些要点不仅关乎颈、肩、腕痛，而且还可以预防其他以生活习惯为诱因的成人病。从积极地打造健康的身体这一点来看，真可以说是一石二鸟。

受慢性肩酸，颈、腕痛所困扰的人，一定不要悲观泄气。对于未达到疾病程度的"令人烦闷的疼痛"，通过一步一步地切实改变生活习惯，一定可以消除的。此外，对于疼痛感觉到可疑的时候一定要尽快到医院就诊。通过分析病因并进行合理的治疗是完全可以治愈的。

无论怎么说，不放弃、一点一点地坚持治疗的话，这种"令人烦闷的疼痛"是完全能够治愈的。

# 难解病名及医学用语解说

## 第1章　颈、肩、腕是人体的弱点

### 24页　更年期障碍也是女性肩酸的一个原因

骨中钙质流失——体内99%的钙质都含在骨骼和牙齿中。肌肉收缩时，血液中含有的1%的钙就会被使用，人的身体为了使血液中钙质含量保持一定的比例，若血钙过低就将从骨骼或者牙齿中获得钙质。因此，倘若从食物中不能够有效地摄入钙质，骨骼和牙齿中的钙质就会逐渐流失。

雌激素——是由卵巢分泌，属于和生殖相关的女性激素之一，具有抑制骨质流失和胆固醇增加的功能。随着年龄的增长分泌量减少，骨骼中的钙质含量就会急剧减少，引起骨质疏松症，导致胆固醇值上升，促进中性脂肪的增加，引起动脉硬化等。

自主神经——属于周围神经之一，由交感神经系统和副交感神经系统两个系统构成。控制构成内脏壁、血管壁的平滑肌的活动，心脏、腺体的功能等，无意识地控制维持生命所必要的功能。

## 第2章　肩酸的原因潜藏在生活中

### 36页　衰退的肌肉逐渐导致肩酸

肌纤维——构成肌肉组织的纤维状细胞。具有平滑肌和横纹肌两种类型。脊椎动物的运动由肌纤维的收缩和松弛完成。横纹肌主要附着在骨骼上，又称骨骼肌，受意志支配，可随意收缩、舒张。平滑肌存在于各种内脏器官，不受意志支配。

葡萄糖——碳水化合物的一种，人体内热量储存的最主要的形式，又称为"血糖"，在血液中大约含有0.1%。

乳酸——在剧烈的肌肉运动过后，肌肉中的氧气不足时，糖在无氧条件下分解而形成的物质。这种物质堆积的话，有助于恢复肌肉疲劳的糖原就会不足，容易积劳。

肌炎、肌膜炎——在肌肉或者覆盖肌肉的组织——肌膜中由于各种原因出现的炎症。症状有肌肉力量衰退、肌肉萎缩、肌肉痛等。严重时皮肤表面可发生病变。

结缔组织炎——比方说肌肉和腱、骨和腱这些组织中间，主要由纤维和基质构成的"结缔细胞"包围。结缔组织炎就是在结缔组织中蔓延的化脓性炎症，症状有颈、肩的剧痛，早、晚或者活动后的僵硬等。

**40页　肩酸循环中最大的问题是血流不畅**

平滑肌——属于肌纤维之一。脊椎动物中，构成心脏以外的内脏壁和血管壁。这种平滑肌并不是能够有意识地调节活动的肌肉，容易处于收缩状态。

**42页　在充满压力的时代，什么是易患肩酸的性格**

压力——是当给予生物刺激时所表现出来的反应的总称，经常成为致病原因。产生压力的原因称为"压力源"，有温度、湿度、噪声等环境的、物理的原因，疲劳、饥饿、细菌等生物的原因，药品等化学的原因，情绪的高涨和低落、焦躁等精神的原因等。过度的压力会给身体带来不良影响，但是适度的压力能够提高身心功能。

**44页　精神压力导致的血流不畅是肩酸元凶**

脑神经、脊神经——脊椎动物从脑部延伸出来的12对周围神经（脑神经），和由脊髓延伸出来的31对周围神经（脊神经）。

第3章　疼痛是由"疾病"引起的吗

**70页　溜肩的人易患"胸廓出口综合征"**

脊髓——由脑干下部的延髓延伸到第二腰椎的神经纤维束。直径大约1厘米，通过上下贯穿椎骨的椎管隧道，负责全身的刺激传达、感觉和反射运动。

**82页　最近增多的疑难病症———"后纵韧带骨化症"**

骨化———体液中所含的钙质沉着在身体组织上，使该组织像骨骼一样变硬。除了韧带，还容易发生在腱膜、肌膜。

**98页　在使用针灸、推拿前应考虑先去医院确诊**

推拿疗法———通过对脊椎大力扭动或者牵引等手法，纠正关节错位的方法。对有些症状效果明显，但是当有脊椎损伤或疾病时，可能会使病情恶化，需要注意。

影像诊断———医院进行的影像诊断当中，除了利用X线照射骨头的单纯的X线片之外还有各种各样的方法。如有时为了观察X线片所不能看到的骨骼重叠部分时用电脑合成断层扫描的CT检查；为了了解脊髓和韧带情况把身体置于强烈磁场内进行的磁共振检查，然后以此为基础用电脑合成的MRI检查；对X线片无法检查的脊髓和椎间盘、神经根等软组织检查时，可以通过注射造影剂进行造影检查；还可以向静脉中注射核素，然后扫描其分布情况；还有在检查炎症和肿瘤时采用的骨闪烁扫描等，都是具有代表性的方法。

### 100页　颈、肩、腕症状的基本疗法

石蜡浴——是温热疗法之一。加热用作蜡烛材料的石蜡使之熔化，用此浸泡患部，之后取出，然后再放入再拿出，反复若干次，直到石蜡凝固。这是一种湿热加温的方法。

## 第4章　预防肩酸的生活方式

### 112页　要保持正确的坐姿

脊柱侧弯——是一种脊柱向左右其中一侧弯曲的姿势异常，如果倾斜角度超过25度就需要介入治疗。原因有构造上的先天问题、脊椎疾病和为了避免腰痛等疼痛造成的歪曲姿势等。此外，有时在成长期的女孩和高龄的变形性脊椎病患者中也发现症状，但病因目前尚不明确。

骨盆变形——因为支撑上身的骨盆出现左右高低差，导致姿势平衡被打破，肌肉持续紧张，最终导致肩酸和腰痛等。一般认为产生这种变形的原因是支撑骨盆的股关节衔接角度异常。

### 134页　预防生活习惯病的饮食很有效

生活习惯导致疾病——受到饮食、运动、休息、饮酒、吸烟等不良生活习惯的影响而引发的慢性疾病

的总称。包括肥胖、糖尿病、高血脂、高尿酸血症、大肠癌、牙周炎、高血压、慢性支气管炎、肺气肿、酒精肝等。

预防生活习惯导致疾病的饮食——为了预防生活习惯病，应做到：①注意营养的均衡；②考虑到用餐量和活动量的平衡；③注意少吃盐；④减少脂肪含量高的食物；⑤积极地摄取黄绿色蔬菜；⑥多摄入膳食纤维；⑦多摄入钙质；⑧注意控制甜食和零食；⑨必须注意禁烟、节酒。

**138页　保持肌肉和骨骼处于良好状态的营养素**

矿物质——是组织的组成和调整代谢功能不可缺少的成分。人类体内大约含有20多种矿物质，它们的必需量比较少，但是必须通过食物来摄取，一定要注意均衡的饮食生活。

**第5章　依靠自己改善症状**

**178页　充分享受已经习惯的运动**

有氧运动——通过呼吸，在充分获得氧气的情况下进行的运动。运动强度并不大，花时间而进行的全身运动就属于这一种。效果有：①可以把肌肉和血液中的糖分充分地转变为能量，降低血糖值。②使体内脂肪燃烧，可以减肥，使胆固醇处于正常值。③促进血液循环，保持血压正常，预防动脉硬化和心脏病。④可以提高包括心肺功能在内的全身功能，防止老化。⑤刺激大脑，调节自主神经的平衡等。